阅读成就思想……

Read to Achieve

新精神分析

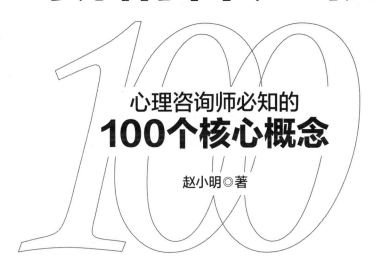

心理咨询师必知的
100个核心概念

赵小明◎著

中国人民大学出版社
· 北京 ·

图书在版编目（CIP）数据

新精神分析：心理咨询师必知的100个核心概念 /
赵小明著. -- 北京 ：中国人民大学出版社，2021.5
ISBN 978-7-300-29276-2

Ⅰ．①新… Ⅱ．①赵… Ⅲ．①心理咨询－咨询服务－
基本知识 Ⅳ．①R395.6

中国版本图书馆CIP数据核字(2021)第066603号

新精神分析：心理咨询师必知的100个核心概念

赵小明　著

Xin Jingshen Fenxi : Xinli Zixunshi Bizhi de 100 Ge Hexin Gainian

出版发行	中国人民大学出版社	
社　　址	北京中关村大街 31 号	**邮政编码**　100080
电　　话	010-62511242（总编室）	010-62511770（质管部）
	010-82501766（邮购部）	010-62514148（门市部）
	010-62515195（发行公司）	010-62515275（盗版举报）
网　　址	http://www.crup.com.cn	
经　　销	新华书店	
印　　刷	天津中印联印务有限公司	
规　　格	185mm×240mm　16 开本	**版　次**　2021 年 5 月第 1 版
印　　张	18　插页 1	**印　次**　2023 年 1 月第 4 次印刷
字　　数	277 000	**定　价**　79.00 元

前　言

精神分析学（psychoanalysis），又被称为动力心理学（dynamic psychology），是现代西方心理学的主要流派之一，形成于 19 世纪末，创立者为心理学家弗洛伊德。

之后，他的学生和弟子们又进一步发展了该理论。从内部发展逻辑来划分，主要分为古典精神分析、自我心理学、客体关系学派、自体心理学、拉康学派等。

人们通常将以弗洛伊德为代表的早期精神分析理论称为古典精神分析，而该理论在弗洛伊德之后的发展，被称为新精神分析理论。

新精神分析，主要是指从比昂开始，历经拉康，到现在后续的很多精神分析流派。

可以说，新精神分析和传统精神分析，其各概念之间的名称貌似差不多，但实际上，无论是从理论还是案例实操上，区别都极大。主要体现在以下几点。

第一，传统精神分析最大的特点是企图用一个驱力来代替人类所有的精神现象，认为早年决定一切，且不强调社会学对人的影响。而新精神分析认为，人的驱力是多重的，人格也是终生成长的，所以并不赞成使用所谓的"原生家庭"概念，而是使用更科学的"早年教养环境"这一概念来替代"原生家庭"。在童年成长环境中，更注重家庭外的影响因素，强调机缘这个说法，强调某些偶然的家庭外的影响因素的重要价值。对成年人的问题更强调社会对人的影响，认为社会身份与社会角色对人的人格具有修补作用。在实操中，新精神分析会兼容并蓄，吸收其他多种心理咨询流派中的有益因子，同时更多使用比昂与拉康的实操模式，强调来访者站在自己主体资格的角度去解析自己的症状，重视来访者自身拥有解释自己的权力，不赞成治疗师对来访者进行解释和分析。

第二，传统精神分析大多主张人格早年决定论一般不晚于六岁，而新精神分析认为人格可以终生成长。

第三，传统精神分析的视角主要局限于家庭内部父亲、母亲与孩子的互动与关系，而新精神分析不仅关心孩子在家庭内部成长的因素，并且增加了社会因素对一个人人格的影响。这一改变更符合现代科学，特别是符合行为遗传学相关的科研成果。行为遗传学认为，基因对人的影响占所有影响因素的50%~60%。一个人在12岁之前，家庭内和家庭外的影响因素大约各占25%，在其12岁之后家庭内的影响因素逐渐消失不见，而家庭外的影响因素上升到35%。

第四，传统精神分析主要关注人与重要他人之间的关系。传统精神分析认为，人始终是活在家庭关系中的。而新精神分析，特别是拉康流派认为，人只存在与自己的欲望的关系，并不存在与他人的关系。同时我也引入马克思关于人是社会关系的总和这一观点，对传统精神分析的狭隘观点进行解构和升级。

第五，传统精神分析在临床实操技术中会更多地使用分析、解释与干预。而新精神分析，特别是比昂与拉康流派，反而主张不分析不解释，并且减少对来访者的干预。

第六，传统精神分析在治疗逻辑上主要使用潜意识的意识化作为主要的治愈因子。而新精神分析特别是某些荣格流派的治疗逻辑则恰好相反，他们不是把潜意识的内容向上引入意识，而是把潜意识的内容向下引入集体潜意识，然后使用集体潜意识的治愈因子来疗愈潜意识的内容。

第七，由于传统精神分析的视角局限于考察人与重要他人之间的关系对人格的影响，所以在治疗实操上大多都使用移情法作为主要的治疗技术和必要的治疗条件。而新精神分析并不局限于人与重要他人之间的关系。包括拉康和部分荣格流派，以及自体心理学的新精神分析的一些观点，都已经不再把移情作为治疗的必要条件，这一改变也与互联网时代每个人生活的精神状态，特别是新兴的网络心理治疗实践相符合。

第八，传统精神分析流派更多地只考察家庭内孩子的成长要素，对于社会组织以及一个人的社会角色身份对人的影响缺乏了解。而新精神分析的理论和实践更重视社会组织形态和一个人的社会身份对人格的重大影响。这也更符合社会学视角的精神病理学模型。同时新精神分析更注重观察互联网时代人类新的社群组织方式,对传统家庭影响的解构,以及互联网对每个个体的重大影响作用。同时也对拉康的"他我"和"镜像我"这两个概念进行了互联网时代的延伸。我认为互联网发挥了新的"他我"和"镜像我"的功能。

第九,传统精神分析,特别是弗洛伊德流派,注意到了文明对人性的阉割。而新精神分析更多地考察人的自然属性被机器异化之后所产生的各种新的神经症的特点。比如,存在感缺失、拖延症、失眠症,等等。并且我还注意到了互联网时代对人性新的异化,主要是将人的自然属性进一步异化为一个神经元细胞,从而导致人类在互联网时代呈现出新的精神特点和新的神经症。比如宅男剩女、游戏成瘾、厌学、拒绝社会化等更多的社会退缩与社会回避现象。

由于比昂和拉康的理论晦涩难懂,能将其理论运用于中国心理学实践的人少之又少,因此,无论是学院派、江湖派,还是大部分的心理学培训,仅止于传统精神分析,鲜有涉及新精神分析的培训。

这导致目前中国心理圈和心理咨询师出现以下现状。

第一,理论过于庞杂。正因为心理学理论太庞杂,心理咨询各流派都从不同的层面对心理现象进行解释,各家说法都不一样,心理咨询师很少能够对精神分析进行全系统的掌握。

本书从传统精神分析到新精神分析,将不同流派的同一概念放在一起来进行比较,力求通过一本书就可以帮助大家了解整个精神分析从传统到现代的全貌。心理学零基础的小白也能毫不费力地看懂、看明白精神分析的所有概念。

第二,实践缺乏指导。对于实践精神分析的学习者,目前最大的困惑是看不到任何一本实践指导的书。

现代精神分析早已经发展到了新精神分析阶段。然而,国内的大多数精神分析实践者仍然在使用传统的精神分析的理论与技术进行实操。

因此,我们尝试让大家更好地去理解概念,以及如何在实践中运用概念。为此,我试图用新精神分析的观点,对所有精神分析的概念进行一次升级的讲解,并对概念在实操中的具体运用进行了详细阐述，以求解决众多心理咨询师仅能从书本中学到精神分析理论，却学不到实践运用的难题。

作为身受东方传统文化影响的心理学者，我立足中国国情，用大家都能听懂的话，把新精神分析的所有概念掰开揉碎一次性讲解清楚，并结合当下时代背景，对互联网时代下精神分析各个概念的特点及其呈现方式进行了重点说明，使得理论更加贴合现实，且与时俱进。

本书最大的特色在于，对任何一个概念的解释，都并不仅仅局限于某一个流派，而是用不同流派的观点对一个概念进行横向对比，这样可以使得读者对这些概念及其演化和发展理解得更加深刻通透。同时，本书还从精神分析实操的角度对这些概念进行了讲解。

此外，这本对术语与概念进行详细解析的书使用了与以往其他术语概念工具书不一样的解释方法，主要表现为以下几个方面。

第一，由于精神分析的任何一个概念都不是单独存在的，所以我们在解释过程中尽量让一个概念与其他概念进行平行比较以及平行联系，甚至使用概念的组合，使用1+1>2 的模式，让两个概念通过组合的方式产生新的含义，帮助大家系统化地理解精神分析概念的框架与联系。

第二，精神分析的概念不能脱离临床实操存在。传统的术语工具书往往不结合临床实操。我们在对概念和术语进行解释时尽量与临床实操相结合，帮助大家缩小理论与实操之间的距离。

第三，作为一本精神分析概念与术语工具书，本书提出了属于中国文化心理学的概念，比如元婴，这在全国临床心理咨询界尚属首次。中国的社会科学心理学和儿童教育领域一直在全面吸收西方文化，但是缺乏一个立足于本土文化、针对中国人的心理特征的术语体系。所以希望本书能够起到抛砖引玉的作用，开创这一历史时期，寄希望于未来国内的心理工作者能够提出更多的立足于本土文化的术语和概念。

总的来说，本书是当代心理工作者必备的一本工作手册和学习用书，也是更多心理学爱好者精神分析入门的最佳读物。

在本书的成书过程中，很多人为此付出了大量的心血和汗水，比如，文字编辑杨毓华、乔颖、杨利华、吴瑞雪、胡双喜、梁彩霞、彭桂芳、刘娓娓、高小涵做了大量的文字整理工作，还有插画师冯春花不厌其烦地对书中的插画进行修改和修饰。此外，徐放蕾对书稿进行了图文审核。本书的出版，离不开他们的辛勤劳动，在此一并表示感谢！

目　录

核心概念1：精神病理学模型

要想真正了解心理学，我们首先要了解一个概念——精神病理学模型。如果不搞清楚它，就会影响我们对心理学真正的深刻理解。它是一个学习精神分析、心理咨询甚至是心理学必须要了解的最重要、最初级、最深刻的，并且又是少有人知道的概念。

众所周知，在心理学领域，争论特别常见，而且每次只要有争论，最后的结果一定是谁也说服不了谁。其实，这也是心理学最糟糕的地方。换句话说，心理学糟糕的地方就是：不学心理学的人不知道心理学是什么，而学了心理学的人，很多也不知道心理学到底是什么。那么，心理学到底是什么呢？现在公布这个十分重要的、也是前面我们已讨论过的问题的答案——这也是绝大多数学心理学的人都会忽略的问题——心理学是一个多范式的学科。

心理学的范式太多了，这就是为什么要讲精神病理学模型这个概念的原因。

大家知道心理学有多少种范式吗？现以精神病这一现象来举例。

首先，有生物学的病理学模型和精神分析的模型。而精神分析的模型内部又分为若干个模型，有弗洛伊德的性驱力模型，有客体关系的母婴驱力模型，有科胡特的自体心理学模型。而科胡特的自体心理学模型又分成三种不同的模型，比如婴儿自恋的需要、反应性的需要、镜像的需要。所以，那些只描绘出一个自恋的婴儿的理论仅是科胡特理论的三分之一，而科胡特又是精神分析各流派的几分之一，科胡特的模型后面还有拉康的模型，还有其他的精神病理学模型。

其次，除了精神分析的模型，还有行为主义的模型、认知流派的模型、人本主义流派的模型、社会学的模型、文化心理学的模型、大脑神经认知科学的模型，等等。

这么多种精神病理学的模型，哪一种模型是对的呢？其实，他们每个人说得都对。

但是，每种范式都只是分别研究了人类精神病的某一种成因，而每一种精神病理学模型都有发生作用的具体条件和范围，一旦超出了它的范围，这种理论模型就会从科学变成谬误。所以，心理学最糟糕的地方就在于此，因为它的理论与范式太多了。而且，你还不知道什么时候该用哪个理论与范式，这也是心理学最难学的部分。心理学的难学又容易使很多人走向一个误区，认为心理学这么多的理论与范式，是不是哪个说法都有道理？其实，不是这样的。心理学本质上是一种用科学、客观的方法来研究每个人不同的主观感受的科学，所以，它既是客观的，又有主观性的成分。举个例子，今天有人对你说："哇，今天太阳出来了，好热啊，应该有25℃了，穿背心都感觉有点热。"另外一个人说："今天好冷啊，我穿了外套，温度最多只有15℃。"结果用温度计测量的结果是气温为18℃。这就是心理学最难学、最糟糕的部分。每个人的主观感受是真实的，但是温度计测出的温度是客观的。所以，心理学研究就要同时兼顾一个客观的标准和每个人不同的心理感受。因此，一个真正懂得心理学本质的人，就不会单凭自己的主观感受来说出一个观点，从而避免重犯上面的错误。

只认为"人们都是自恋的"或者"人们都是恋母的"的观点都代表着抛出此观点的人没有真正懂得心理学的本质。心理学工作者是不能够凭借自己的主观感受去评估别人和其他更多人各自不同的主观感受的。正因为如此，心理学界也是最容易诞生谬误的地方。迷信、欺骗人的东西之所以最愿意混迹于心理学圈层，是因为在心理学圈层、心理学领域，每个人都可以自说自话，只要有人愿意听就行。

既然每个人都可以凭着自己的感受来说出自己感受到的东西，那么，谁又是对的呢？那是不是每个人都是对的呢？不是用这样的思维判断的。在心理学圈层，当每个人都凭自己的感受来自说自话时，必须要加个限定词，比如，某人可能会说："在我所感受到的世界里，在我的眼睛所看到的地方，我只看到了自恋。"第二个人可能会说："在我所感受到的世界里，在我的眼睛所看到的地方，我只看到了自卑。"第三个人可能会说："在我所感受到的世界里，在我的眼睛所看到的地方，人们都是恋母的。"当你用任何一种理论所建构出的眼光和看世界的标准来衡量自己、他人和整个世界的时候，整个世界都会与你所用的理论保持一致，因为人们的心理感受是主观的。这也就是说，有多少个人，就有多少个人眼中的世界。但是，即便如此，也并不代表着真实的世界就是如此。你可以说，透过你的眼睛看到的所有人都是一个个自恋的婴儿，这个主观感受是真实的，但是并不代表着每个人真的就是自大的婴儿。同样一个案例，在另一位咨询师的眼里，也许他看到的就是恋父或者恋母的情结，这就是心理学中的多范式效应。

前面我们说过，关于精神病理学模型可以有几种不同的分类，比如，有遗传病理学的医学模型、社会学的模型、精神分析的模型，有认知流派、行为主义等模型。那么，这些模型是否可以互相串着使用呢？比如，精神分析是研究个体心理学的，社会心理学研究的是群体中的个体的特征，社会学领域的社会心理学研究的是群体中群体的心理特征。如果我们用精神分析的范式，比如用研究个体心理学特征的方式去研究社会，是否可行呢？

有人的确做过这方面的研究，认为人类社会的发展背后实际是有生物学的基础的，比如性的冲动。大家觉得这种说法有道理吗？换句话说，其实在很早之前就有人做过和今天这些心理学家做的同样的事情，那就是从某一个精神分析流派出发，去解释整个人类、整个社会，只不过用的不是科胡特的婴儿理论，而是精神分析的驱力理论，特别是用性驱力的理论来解释整个人类社会的现象。如果用精神分析里面的母婴关系驱力来解释人类社会现象，会得出什么结论呢？我们就会说整个人类社会就是一个由母婴关系组成的社会组织，人们互相在一起最大的驱动力是源于寻找一种依恋。如果把这几种理论都拿出来放在你面前，你觉得哪一种比较靠谱？或者，第一个人说"人类社会是由性冲动而组织起来的"；第二个人说"人类社会是由母婴关系的依恋而组织起来的"；第三个人说"人类社会是由自恋的婴儿而组织起来的"。你觉得哪一种说法对呢？你会发现，这就是心理学最糟糕的部分。因为用任何一种理论去看世界，就会让你觉得世界就是如此的。换句话说，从逻辑推理上讲，假如这三种观点都对，其实它们一定都是错的，因为三种理论彼此之间是不兼容的，不可能三种理论同时存在。所以，站在个人主观的角度来说，你的主观是真实的，但到底外界怎样，并不以你的主观的真实性而决定它的真相。换句话说，外界的室温也许只有15℃，而你感觉很热，你的感受是真实的，但它并不能够否定外界温度的真实性。你觉得外界温度有25℃，温度计并不会因为你的感觉而变成25℃，这就是心理学。每个人都可以谈论自己的心理感受，但不要试图用你的心理感受去证明其他的人也会和你有同样的看法。所以说心理学很像是自说自话。

如此一来，心理学是不是就没有标准了呢？其实不然。心理学有自己的标准，这个标准就是你必须要了解每一种心理学的范式、适应范围，在它的范围内使用才不会出错，或者说减少出错的可能性。比如精神分析学主要是研究个体心理特征的，并不适用于群体心理学的研究。因此，当用由个体心理学所研究的成果去推导一个群体，推导一个民族，推导一个文化心理现象的时候，这个理论就开始变得不太靠谱了。精神分析学的鼻祖弗洛伊德曾针对这种现象指导过我们，他在所著的《文明及其缺憾》一书中说道："我不认为把精神分析用于文化集体的企图是荒谬的，或者说肯定没有成效，但是，我们应当非常谨慎，并且不要忘记我们所涉及的毕竟只是类似之处，而且无论是把人，还是把概念从它们所产生和发展的领域中分离出来，都是危险的。"虽然精神分析是一种很玄妙的东西，有时候似乎也能解释很多东西，好像也挺有力量、挺好用的，但是如果你学艺不精，试图把精神分析的某个流派的概念拉出来去解释整个文化、群体的现象，那么，谬误就显而易见了。

了解了心理学是一个多范式的学科之后，就要记住，很多时候对于一个组成成分里面存在合理性的事物，对于其他的部分却并不一定具有合理性。如果你不能合理地使用一连串的推导和因果，试图把从某一个案例中所观察到的现象的可能性转化为必然性，由一个具体的心理咨询个案通过连续性的推理，推导到这个文化、这个群体上，实际上就是犯了一个逻辑性的错误。正因为心理学是一个多范式学科，精神分析内部也存在多范式的精神分析。所以不要试图用任何一个小的精神分析的理论去解释整个人类现象。如果可以从科胡特自大的婴儿理论去推导群体，推导精神文化，那就可以使用任何一种精神分析流派的理论去做同样的事情，去推导群体，推导一个文化，那么不仅可以推理出一个巨婴国，还可以推出一个俄狄浦斯国、一个母婴国，等等。这是一件多么错误和荒谬的事情。

前面我们强调了心理学是一个多范式的学科，现在我们来讲清楚什么叫作多范式。

什么是多范式呢？让我们先从大家都熟悉的数学范式说起。数学的基本范式非常单一。我们在小学一年级就开始学习数学的公式、法则，整个小学阶段就会学到很多基本范式，比如乘法口诀、加法口诀、除法口诀等，但是无论你学到哪一个知识阶段，即使后来到了大学，学到了高等数学，也无非是加入了所谓的无穷大、无穷小的概念，在运算的时候还是要符合这些基本的运算法则。可以说数学的基本范式非常单一。物理学稍微复杂一点，目前也就两种范式，一种是关于牛顿力学的基本范式，第二种就是关于量子物理学的基本范式。这两种范式各有其边界，比如牛顿力学主要解决我们在宏观上所看到的大多数物理现象；量子物理学解释的是在微观层面上粒子间运动的规律性。归根结底，物理学也不外乎这两种基本规则。这些我们学过的最基础、最重要的科学，其实它们的范式都比较简单，真正复杂的是心理学。

心理学是一个多范式的学科，它不仅仅含有所谓社会视角的精神病理学模型、生物学视角的精神病理学模型、行为主义视角的精神病理学模型，以及认知神经科学视角的精神病理学模型，而且就连精神分析内部的精神病理学模型也包括很多种。

举一个形象化的例子：

> 在精神分析内部，各位大师们有一天摸到了一头大象，弗洛伊德恰好摸到了大象的生殖器，克莱恩恰好摸到了大象的乳房，温尼科特恰好摸到了大象睡觉时的一个垫子，而科胡特摸到了大象的招风耳。弗洛伊德说一切都是性压抑，克莱恩说好乳房、坏乳房，温尼科特说替代性客体，而科胡特会说一个自恋的婴儿。

那么谁摸到的才是完整的大象呢？如果从科胡特的理论里抽取三分之一，也就是仅摸到了这个招风耳的三分之一，就说这就是一头完整的大象，这就是一头自恋的大象。这就是很多学心理学的人最容易犯的错误，即没有建立起关于心理学是一个多范式学科的基本观念。

在这里，我们要特别重点强调拉康的理论。因为精神分析要学到拉康这里才算是比较完整的。为什么这么说呢？原因就在于，如果只学习精神分析前面几个流派的理论，就像学了一套残缺不全的武林秘籍。好比你只拿到了《九阳神功》的某一部分，最后，像欧阳锋一样炼出了蛤蟆功，因为你根本没有机会看到《九阳神功》的全部。而拉康是一个后来者，最后摸到这头大象，他听到的是大象的声音。他通过语言维度去理解人类的精神病现象，这一点在心理咨询的实操中就十分有用了。因为来访者在和我们说话的时候，呈现给我们的主要是语言方面的信息，对于使用非语言方式交流的来访者，我们就用非语言的治疗范式再去理解他。又因为拉康摸大象很晚，才有机会听到前面摸到大象的人的理论，所以在拉康的精神分析里面其实就包括了弗洛伊德、梅兰妮·克莱恩（Melanie Klein）、唐纳德·温尼科特（Donald Winnicott）和科胡特的理论，同时又加上了他自己对于语言学的理解的理论。所以，相对来说，拉康的精神分析是建立在更多元视角和更多维度上的。换句话说，拉康摸到的大象显得也更完整些。

但即使到了这里，也不代表我们就理解了人类所有的精神现象。这就是为什么我还要补充讲解其他非精神分析流派对人类为什么会有精神病现象的解释。

精神病理学模型有助于我们建立起一个对人、对心理学的多元、多维度的理解，而当前心理学教育最大的问题就是割裂了心理学本身这种多元、多维度模型的完整性。比如，大学学院派心理学专业的学生们都会从社会心理学、神经心理学的维度去理解人，而非专业科班出身的心理咨询师等江湖派心理学相关人士，最容易忽略的就是社会心理学模型、神经心理学模型。这其中，每个人最可能犯的错误就是学到了某一种心理学，就认为这就是心理学的全部。比如，有的人学了人本主义理论，以为共情就是心理学的全部；有人学会了行为主义理论，以为心理训练就是解决人的心理问题的全部；还有些人学了客体关系流派理论，张口闭口就说"一切都是关系"。

甚至也不排除有的人，或许在大学里学心理学专业，但是对课本不感兴趣，也许他恰好在桌子上看到了一本书，这本书或许是关于科胡特的自恋婴儿理论中的三分之一。于是他就提出："你们都是巨婴。"这靠谱吗？因为在科胡特的自恋婴儿理论里面，提出了三种婴儿的需要，一种是夸大的需要，另一种是理想化的需要，还有一种是孪生的需要。如果你把其中任何一个维度的东西，拿出来认为这就是人类的全部，那就犯了极端化思维的错误。学习心理学最大的敌人就是极端化思维。可以这样说，任何一个具有极端化思维的人，其实都不适合去学习心理学，因为心理学是多范式的学科。

不少心理咨询师们今天学了弗洛伊德理论，便张口闭口都说"一切都是性压抑"，明天学了克莱恩理论，又会说"一切都是关系"，后天学了科胡特，又认为"你们都是自大的婴儿"，这就叫作极端化思维。

记得有一次，我去参加一个有关自闭症儿童治疗的专家研讨会。参会的有学院派心理学教授，也有社会上从事自闭症儿童治疗职业的咨询师。心理学教授，一般会从基因遗传学的角度去看待自闭症；自闭症训练中心的咨询师，他们会更多地从行为主义的角度去看待自闭症儿童的治疗和训练；还有一个学精神分析的咨询师一开口就说"自闭症儿童是由于母婴关系出了问题而产生的"。这个观点一出，很多专家都闭口不言了，因为大家知道这是极端化思维在作祟。

因此，评估和衡量一个人对心理学是否真的学会、学懂了的标准，其实只有一个。这个标准不是看学历，不是看毕业院校，不是看知名度，而是看你是否拥有用心理学的多元思维、多维度思维去分析人的视角，在你的大脑中是否具有一个多元的精神病理学模型视角。道理非常简单，因为人是复杂的，人性是复杂的。

小明金句

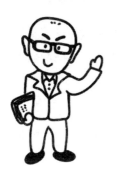

学习心理学最大的敌人就是极端化思维。可以这样说，任何一个具有极端化思维的人，都不适合去学习心理学，因为心理学是多范式的学科。

核心概念 2：生物学模型

在心理咨询行业，心理咨询的流派通常被分为四大类：（1）认知疗法；（2）行为主义；（3）精神分析；（4）完形、人本、存在、格式塔，等等，这些流派又组合成另外一个单一的流派。其实它们就相当于四种不同的精神病理学模型，或者四种不同的看待人性的方式。

如果从学院派心理学角度区分的话，第一个精神病理学的模型被认为是生物学模型，也叫作生物遗传学模型。其实这个模型是医学院的学生对待心理问题的一个通用看法，也是医生治疗心理疾病首先考虑的一个视角。这就是为什么很多心理疾病的患者到了医院，医生会给他们开药的原因，因为他们用的是生物遗传学的模型。

生物遗传学对精神病现象的看法是人们的基因里的确有构成心理疾病的因子，并且在遗传上，基因的遗传也是稳定的。现在研究发现，人们的很多心理疾病都可以遗传，生物学的精神病理学模型通过观察发现，人在患上心理疾病的时候，其神经系统、大脑内部的神经递质水平是会有所改变的。生物学的看法在治疗中的体现主要就是对生物递质进行调整。调整的方法大体上分为两种：一种是抑制，一种是兴奋。但是，对于生物遗传学模型而言，同样有它的缺陷、漏洞存在，那就是我们无法确定是由于人的心理问题引起了其神经递质的改变，还是人的神经递质的改变诱发了其心理上的冲突，从而产生了问题？到底谁在前、谁在后呢？两者都有可能。遗传并不是决定出生时的状态，而是注定人在出生后的一生都受其影响。其实这是个体与环境的相互作用，分为生物、心理和社会三个层面。

于是，在治疗精神疾病和心理疾病的时候，各个国家之间就开始出现分歧。全世界的心理学工作者大体可以分为两大类：一类相信环境带来的影响，他们更多的是以心理学视角来治疗来访者，多采用谈话疗法；而另一类相信生物遗传所产生的作用，更多地使用药物学的治疗模型。那么，前面的一类属于心理学，另一类则属于精神病学。

核心概念 3：精神分析流派的模型

第二个模型就是精神分析的模型。精神分析的模型是最广泛的，因为其各个流派的模型都不一样。简单地说，弗洛伊德的模型是治疗神经症的模型，看到的是性压抑和性驱力所产生的神经症。客体关系流派看到的是母婴驱力，是孩子朝向母亲的一种依恋的关系驱力，所产生的问题很多时候和人格障碍有关。客体关系流派中还包含一个小流派，那就是科胡特的自体心理学。很多人，包括大众流行的心理学里经常提到的自恋的婴儿，就是从这个小流派中产生的一个小概念。拉康看到的模型，兼顾了前面几种模型，也就是前面三种模型都有。除此之外，他还发展出一个孩子要进入社会所产生的社会欲望传递的一种模型。

精神分析的模型相对庞杂，需要深入理解精神分析各流派模型之间巨大的差异性。

核心概念4：行为主义流派的模型

下面我们要说的是一个很厉害的流派，叫作行为主义流派的模型。

行为主义的主要观点是，心理学不应该研究意识，只应该研究行为，把行为与意识完全对立起来。在研究方法上，行为主义主张采用客观的实验方法，而不使用内省法。

行为主义基本上是和精神分析同时出现的，它各个方面的影响力都不亚于精神分析，特别是在实际操作和实际效果上。在对于强迫症等很多神经症的治疗上，治疗效果甚至优于精神分析。特别是心理学慢慢地走上科学之路后，那些所谓的精神分析、谈话疗法，在学院派心理学人士眼里都被认为不够科学而遭到了抵触和排斥。这就是我国学院派心理学学生大多数情况下都不学习精神分析的原因。如果你翻开学院派心理学人士的书，就会发现，他们学的最多的是行为主义的各个流派的理论知识。

行为主义的观点说起来也很简单，就是条件反射。但后来马丁（积极心理学的创始人）发现，行为主义条件反射的范式需要调整。他认为在条件反射里面，更容易产生反射的是和人的生理有关的一些条件反射，比如吃属于胃部的条件反射。也因此，有人认为积极心理学试图推翻行为主义和传统经典行为主义的范式。不过行为主义仍然是十分有价值的。

行为主义者也有一些极端的看法，他们甚至认为人的思想、记忆都是存在肌肉里的，而不是存在大脑等其他地方。因为他们发现，人的神经反射实际是优于大脑的，它们在大脑做出反应前就已存在了。比如患有强迫症、恐惧症的人，当他们的大脑还没有想到的时候，他们的肌肉就已经做出了反应。行为主义最厉害之处就在于它和广告心理学的结合。在这方面最著名的代表人物是华生。据说华生犯了错，犯了一个心理圈里的人们都忌讳的伦理错误。因此，华生在心理学界混不下去，就投身于广告界，结果没想到他在广告界名利双收。直到今天，全世界的广告商及广告创意媒体人，学习的仍然是华生创立的那套关于媒体传播的条件反射式的心理学。行为主义特别强调强化的作用，大家每天在广告上看到最多的就是强化广告，大脑里浮现最多的都是一些广告歌曲。那么，你还会说行为主义没有用吗？

就如同精神分析的极端性会被人批评一样，行为主义的极端性也会被人批评。因为行为主义只讲究强化、行为训练、频次。相对来说，行为主义的治疗师在治疗恐惧症等疾病方面的效果非常好。

行为主义和精神分析其实也有些交叉的领域，这些交叉的领域就是本书 100 个概念中的认同理论。只不过在精神分析领域被称为认同，而在行为主义领域中经常被称为习得。比如，孩子习得父母的某些习惯。有一次，我去一个强迫症孩子家里，发现这个孩子的强迫症和他的奶奶有类似之处，我们既可以理解为小孩认同了他的奶奶，也可以理解为小孩习得了他的奶奶的强迫症。这时，就有一个问题摆在面前了，那就是这个孩子为什么认同奶奶，而不认同父亲呢？这就要到精神分析中去寻找答案和解释了。

其实行为主义的使用范围非常广泛，包括运动员的训练、在军事方面的应用，以及在企业管理方面的应用等。例如，我在军队开展心理学讲座时，给他们讲的主要是心理行为训练的方法。所以再一次强调：千万不要忽略了行为主义的妙用。

来访者在我们这里做精神分析的时候，他们每天说话有固定的仪式，坐在椅子上或者躺在躺椅上。这个过程如果被反复地操作，比如做两年精神分析，又怎么能区分出这个来访者有些东西的改变到底是因为精神分析里面的潜意识被意识化了，还是因为他受到了一位咨询师对其行为的训练呢？

这些深刻的问题留待大家去思考，最重要的是想训练大家形成一种思维模式，那就证明心理学绝对不是一个狭隘的学科，它应该是一个多维度的、多范式的框架。

核心概念 5：认知流派的模型

我们已经探讨了生物医学的模型、精神分析的模型、行为主义的模型。还有一个流派，说完行为主义，你马上就会想到它，因为它和行为主义经常同时出现，那就是认知流派的模型。

说到认知治疗，我们还要对临床上讲的认知治疗和学院派心理学讲的认知科学进行区分，两者仍然存在差异性。甚至你可以认为学院派心理学所说的认知科学主要指的是大脑和大脑神经的认知特点。它与临床上讲的认知疗法并没有太大关系。

从大脑的构成来看，认知疗法更多解决的是人类心智认知中枢的问题，有点像大脑额叶皮层所产生的理性的东西，认知疗法就是对它进行的针对性的治疗。

在认知治疗里最重要的一个理论是认知失调理论，也叫作认知一致性理论。它强调的是人的大脑在认知上要保持一致性。如果在认知上出现失调的情况，人们就会感觉不舒服，于是就会去调整认知。认知疗法是用来治疗人的认知功能失调障碍的。比如有些人总是看负面的信息，我们就说这些人属于负性的自动认知。认知治疗的过程主要是先检验出你的错误认知，也叫作歪曲信念系统，然后通过来访者和咨询师的讨论、澄清，最终达到修改那些歪曲的信念系统的目标。认知治疗是要改变人的三观的。之后认知疗法和行为主义又被结合到一起，被称作认知行为疗法。要想改变认知系统，有时还得做一些认知训练，这个训练就是心理行为训练。心理行为训练加上认知的调整，二者合在一起，就能实现效果的倍增。所以，很多时候，在不需要通过精神分析来分析潜意识，或者进行深度治疗，只是纠正来访者的某些行为习惯或者思想观念的情况下，只需要认知调整加行为疗法就可以了。

认知治疗主要解决的是三种思维方面的问题：第一种是灾难化思维；第二种是极

端化思维；第三种是偏见的思维方式。

如果把精神分析其中某一个流派拿出来去推测全人类，去推测某一个国家、某一个具有共同文化的群体，把它们说成所有人都有这个特点，那其实就是一种极端化思维的表现。这正是认知治疗的重点和方向。

核心概念 6：大脑索引文件编程

　　新精神分析与传统精神分析相比，更注重脑科学最新的研究成果，并积极转化到心理咨询实践中去。下面将给大家介绍一种我研发的实操技术——对来访者的大脑索引文件进行编程。该技术的目的是对来访者的自动化的负性记忆和认知进行治疗。

　　人的大脑就像一个图书馆，在这个图书馆里，分类存放着各种各样的记忆。有些是情感记忆，有些是知识记忆，等等，所以这个图书馆需要有一个分类的标签。就像是在图书馆中，我们肯定要查询图书的编号，这样才能迅速地找到我们所要找的那本书。图书肯定是要分类存放的，并且有大量的索引标签，通过这些标签我们可以迅速地找到目标图书。

　　人的大脑也是如此存放记忆的，荣格将这种现象叫作情结丛。比如，是情感类还是知识类，情感类又是哪一种情绪，是屈辱的还是怨恨的，或者其他什么情绪。大脑有一个非常庞大详细的索引机制，这个索引机制就像是我们打开一本书首先看到的是一个书名，之后我们会看到它的前言和目录，这就构成了这本书最基本的索引。当人经历战争、车祸或者一些灾难之后，大脑就会遭受某种程度的损伤，有些是精神损伤，有些是生理损伤。如果该损伤损坏了他大脑的索引，就会导致此人的大脑中虽然存放了很多事情，但是他却找不到这些东西。我们再来看一个患上抑郁症的来访者，他的大脑也建立了这样一种索引。由于长期抑郁和消极的情绪以及他的大脑的生化失衡，导致他的大脑的索引产生了一些变化。这种变化就是他的大脑索引的标题、大纲和目录总是倾向于从他大脑的记忆仓库里去挖掘那些伤害性的、负面的、低落的情绪、情感和记忆。一旦变成了注意力偏差的大脑索引，他就会产生一种自动化的负性情感反应。这种自动化的负性情感反应使得他也许早上刚醒来的时候，看到阳光灿烂感觉心情愉悦，但是不知不觉中又开始陷入一种低落的情绪中。因为他大脑的索引又开始帮他不断地去挖掘那些能让他感到低落、消沉，并让他流泪、伤心的负面记忆了。

明白了这点之后，大家就能懂得为什么我会强调不要去看网上散布的什么原生家庭伤害你的那些文章。因为那些文章在不断地强化你大脑的负性化自动反应的索引、大纲和目录。如果你每天不断在网上阅读此类文章，那么导致的结果就是，你的大脑也会产生一种注意力的偏差和偏好。大脑就开始认为你喜欢这些东西，进而认为你重视这些东西，于是大脑就开始不断地改变它的索引。索引文件的改变带来的结果就是以后你的大脑每天会自动化激活关键的主题词——原生家庭有罪，然后这个主题词不断地开始打开你的大脑记忆仓库里的目录，不断地替你找到你在网上读过的各种各样的文章中所写的这种悲惨经历，然后不断地将其变成你自己的一个记忆仓库。

最终的结果很可能是把你本来正常、积极、快乐的人设，彻底变成了一个不正常、消极、趋向于病态的人设。而这个人设之所以被改变，就是因为你大脑的索引文件被改变了。来访者不断地大量地阅读此类文章，这种长期刻意训练的过程最终就把来访者的大脑编程为自动化的负性反应的大脑。

现在，我们要实施一个大脑索引文件的重新编程过程。编程的目的就是把一个抑郁症来访者的大脑那种总是偏好选取负性情感事件的索引方式，通过一种编程的方式修改过来。

我们让一个人想象，在他面前有一个宽屏的电脑屏幕或手机屏幕，他可以用手去触动屏幕，在闭上眼睛的情况下（闭上眼睛的目的是为了打开来访者的内视觉），再通过音乐和心理隐喻的作用，他就更容易进入前意识大门。在我们设定的音乐伴奏下，让来访者产生一种想象的画面——他眼前这个宽的手机屏幕，会伴随着音乐的节奏，不时冒出很多"√"和"×"。我在训练前事先规定，每次当他想象用手去点击其中一个"√"，这个"√"就会像一个礼品盒子被打开，并从中蹦出一个积极的记忆。相反，如果点击"×"，就会对应打开一个消极的记忆。

我们要求此人左、右手分别操作，且要努力避开"×"，而只选择打开"√"的文件。

当来访者用左、右手快速分别操作时，他的眼球会发生快速转动，也容易激发和引起大脑神经系统快速去组织记忆事件。这种快速组织的过程，实际上就是一种对大脑索引积极性文件的重新编程行为。

核心概念 7：人本主义罗杰斯的模型

接下来，我们来讨论另一个精神病心理学的模型，就是大名鼎鼎的人本主义罗杰斯的模型。罗杰斯的模型和前面的认知疗法模型中的有些东西很类似——它们都反对精神分析。人本主义认为，人的潜能被社会环境或者某些具体的条件抑制了，无法发挥自己的潜能，所以通过人本治疗过程中积极、友好、共情的方式，鼓励你慢慢地把这些潜能发挥出来。正如人本主义批评精神分析看问题比较单一一样，人本主义也出现了同样的问题。它们把所有的心理问题都看成了一种类型。这就犯了和说"90%的人都是巨婴"同样的错误。以至于有些学者甚至批评人本主义的治疗模型太幼稚，因为它们看问题太单一。

到这里大家应该明白，为什么说心理学是一个多维度的学科，是一个多范式的学科了。任何单一范式都会被人嘲笑为不专业。

而存在主义的模型认为一个人的成长是要承担起人生责任的，特别是要处理好人生的几个重大的问题。那就是要发现生死的意义，要学会做出选择，要找到自己生活的意义，不能忘记你在任何年龄阶段应该负起的人生责任。所以，存在主义的治疗也像是价值观的治疗。

这里想提醒大家的是，现在有些思潮，比如网上有些心理学相关文章把很多人的创伤全部归结到父母身上，甚至还有一种更加极端化的思维，说"父母皆祸害"……这类人除了信念系统是歪曲的、具有极端化思维的特点以外，还有一个特征，就是他们没有承担起自己作为成年人所必须承担的责任！

不管你过去经历过什么样的创伤，你都应该站在你现在这个年龄阶段的立场，承担这个年龄本该承担的责任。你要去做出选择，去寻找你生活的支点，去创造你人生的意义，而不能简单地把一切全部归结于父母。这正是人本主义和存在主义的共同视角，也是为什么存在、人本、完形这几个小流派会合成一个流派的原因所在。

小明金句

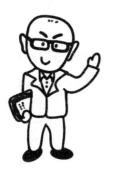

不管你过去经历过什么样的创伤，你都应该站在你现在这个年龄阶段的立场，承担这个年龄本该担负的责任。你要去做出选择，去寻找你生活的支点，去创造你人生的意义，而不能简单地把一切全部归结于父母。

核心概念 8：社会 – 文化视角的模型

有人把社会学模型和文化学视角的模型合在一起叫作社会 – 文化视角的模型。马克思主义哲学就是一种社会学的模型；拉康的精神分析有一部分涉及社会心理学模型；荣格的精神分析也有一部分涉及文化心理学的模型。荣格和拉康两个人都极大地拓展了精神分析。

如果说社会心理学角度和精神分析角度的精神病理学模型有什么区别的话，对于人类的精神病现象，精神分析认为，人的创伤主要是源于小时候和父母等人的关系所产生的问题。而社会心理学认为是社会因素造成的精神病。拉康也有一部分理论涉及社会心理学的范畴。这也就是我在讲精神分析的 100 个核心概念时反复给大家推崇拉康的原因。传统的精神分析，比如弗洛伊德的理论、客体关系的理论、科胡特的理论，它们更多的是用咨询师和来访者建立起的个体关系以及个体和某一个个体的关系来治疗来访者的。但是到了拉康这里，拉康认为要想治疗一位来访者，必须考虑他的社会适应性的问题。他已经不把看待来访者创伤仅仅限于人和人之间简单的二元关系的视角了，把精神分析范畴调整到涉及人与社会的适应性。所以，要让一个人去修改他的语言，因为语言是社会性的一部分。

传统的精神分析认为是由母婴关系、父子关系或者俄狄浦斯的性压抑问题带来的精神病、人格障碍、神经症；社会学的模型认为是由社会等级、社会阶级、社会压迫等社会适应性带来了精神病现象。

社会学的精神病理学模型，已经完全离开了所谓的母婴关系，也就是所谓的小时候的"俄狄浦斯情结"。他们看到的是社会现象。大家都知道，我们本质上是一个以男权文化为主的世界。女性当领导的比例远远低于男性，这在任何领域都是如此。女性在社会生活中遭受的精神痛苦更多，精神病的发病率也更高，甚至女性到老年的时候，更容易患老年精神病。在婚姻关系中，男性常常从中受益，身心更加愉悦、健康。但是，女性常常在婚姻中遭受更大的心理创伤和打击。

社会与文化的范畴合在一起就构成了社会－文化视角的精神病理学模型。比如在整个东亚国家中，主要就是集体主义的文化模型。荣格曾说过一句话：所有的文化都会沉淀出人格。文化当然会对人的身心状况产生影响。例如，用明尼苏达多项人格测验量表（MMPI）去测量人的开放程度，同样的量表测试结果发现，美国人显得更加活泼、外向，而中国人则显得更加内敛一些。但是，不能因为文化的不同，就说中国人都患有抑郁症；同样，也不能从中国人的视角去说美国人都是躁郁症患者。我们要看到文化的差异，但不要轻易通过文化之间的比较来妄言谁的文化更优或更劣。

文化和心理疾病的关系主要在于适应性。判断一个人是不是因文化而产生了身心疾病，主要在于看他对这种文化的适应性如何。对于社会文化模型，我要特别提醒大家一点，因为现在文化心理学也包括社会心理学，有些心理学网红在所写的文章中对我们传统的东西有很多批评。的确传统的东西中一定有糟粕，但在社会－文化视角的精神病理学模型里，我们可以看到的是，如果你把一个人与其历史割裂开来，那你就会让这个人最终失去自我感。特别是对于整个东亚国家而言。因此，在这种集体主义文化与西方的个性自由文化的比较中，大家千万不要简单地说谁优谁劣。特别是，在那种典型的集体主义文化明显占优势的社会发展的混乱和动荡时期。对于文化，我们既要看它的适应性，也要看它对我们人类具体起作用的条件，疫情期间西方文化所造成的混乱就是一个非常好的证明。

我之所以花这么长时间来讲精神病理学模型，是因为它确实太重要了。每一个在看这本书的人都是中国心理学知识的传播者。中国心理学的发展经过了很长一段时间的断层期。作为一个传播心理学的人，特别是现在大众已经开始非常关注心理学，心理学也开始经历走向大众的时期，不能仅仅以心理学网红那些片面的、极端化的、非多元范式的心理学视角去看问题。每一个在看这本书的人，都需要增强作为中国心理学知识传播者的历史责任。在你们传播心理学的过程中，给普通大众传播的一个最核心的理念是：心理学不是一个单一的范式，而是一个多范式的学科；任何一种精神病现象，任何一种社会的心理学现象，都不要用单一的框架去解释。永远在我们的脑海里记住，心理学是多范式学科，这是我们这一代心理学人的责任。

核心概念9：精神分析

在与大家分享精神分析的核心概念时，我们秉持的主旨是：

- 立足于新精神分析的理念，并与大家分享这个主题；
- 我们将力求把所有流派的精神分析的概念都串讲一遍；
- 我们的讲解将力图使得这些概念通俗易懂，深入浅出。

所以，我们给自己制定的口号是：讲最靠谱的精神分析，但必须是最通俗易懂的！我们力图戒掉多年来精神分析培训界的一个传统——用术语去解释术语。否则，没有人听得懂，我们要用大家能够听得懂的话来讲精神分析，用老百姓能听得懂的语言，来传播最有深度、最靠谱的心理学。

我现在要和大家分享的概念是"精神分析"这个概念。

精神分析这个概念是弗洛伊德发明创造的，他建立的理论假设有两个：第一个假设是心理决定论，或叫因果原则。它告诉我们，没有任何事情是偶然或碰巧发生的。在心理生活中，任何心理事件都不是孤立发生的，是由先前的一些事情决定的。这个原则提示我们，不要错把心理事件看作没有意义的或者偶然发生的事情。

第二个假设认为意识是一种特殊的、非同寻常的心理过程。它告诉我们，意识作为一种特殊的心理过程，并不存在分离中断的情况，只是有时可以被我们意识到，有时不能被我们轻易察觉，弗洛伊德将这些不易被察觉的部分命名为潜意识。如果能发现潜意识的原因，那心理事件的因果连续性就将呈现出来。

所以，弗洛伊德将人的意识又分为潜意识和意识两个维度。在他之后，所有的弗洛伊德后继者们及深度心理学领域都沿用了这个概念。并且弗洛伊德认为，潜意识和意识在人的大脑里并不是均分的，潜意识在心理机能中占的优势似乎更大，意识更小。

弗洛伊德把精神病描述为潜意识向意识侵入的过程。大家都知道著名的冰山图，就是潜意识和意识构成的地形图。很多人在学习这个概念的时候都知道冰山图，却漏掉了弗洛伊德想要给大家传递的最重要的东西，那就是：冰山图上面是意识，底下是潜意识，中间有一块模糊的带状区域，这块小小的带状区域被称为前意识。通过这个图，弗洛伊德把人的意识层次分成了三个部分，最上端是意识层次，位于小小的塔尖，中间有一个模糊的带状区域叫作前意识，最下面更大的区域是潜意识。意识领域的信息通过压抑的机制，就会穿过前意识的大门，被压抑进底下的潜意识。所以前意识其实相当于一个审查区域，所有意识和潜意识之间的信息流通都要经过它的审查。同理，被压抑到潜意识的东西，如果想要再次进入意识层次，被我们所了解，就必须通过前意识大门的审查。在遭受压力、压抑和突发性的情况以及人们身体失衡的情况下，我们都可能会使得一部分意识层面的信息被压抑进入潜意识。被压抑进入潜意识的信息，要想穿过前意识的大门进入意识，往往就要经过伪装才能通过前意识的审查。而在伪装的方法中，其中一种方法就是我们所说的艺术的方法。

潜意识被埋藏得很深，那如何识别潜意识呢？弗洛伊德当时提出了四种可以穿过前意识大门的方法：（1）凝缩；（2）置换；（3）象征；（4）润饰。弗洛伊德把这四个概念叫作潜意识的编码。通过这四种编码，我们就可以解码来访者的潜意识了。关于如何解码潜意识的这四种编码，就是心理咨询的实操术了。

如图1所示，弗洛伊德认为，人类的心理活动分为意识和潜意识两大层次，两者之间由前意识作为中介。潜意识是人的心理活动的深层结构，包括原始冲动和本能。心理结构、心理过程、心理活动，各自从不同角度可以解释意识、前意识和潜意识三个概念。

拉康认为人的精神世界分为三个部分：想象界、象征界和实在界。这里面的精神世界不是精神状态。三界并非是你方唱罢我登场的关系，而是相互扭结并且自始至终共同作用于主体的。

关于他的这些概念，我们在后面再详谈。

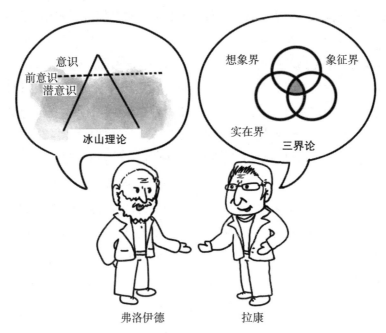

图 1　弗洛伊德的冰山理论和拉康的三界论

小明金句

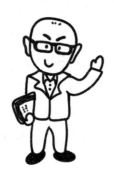

我们给自己制定的口号是：讲最靠谱的精神分析，但必须是最通俗易懂的！

核心概念 10：新精神分析

本书的主旨就是要立足于新精神分析。有人就会问，什么叫传统精神分析？什么叫新精神分析？

关于传统精神分析和新精神分析有着不同的分类。

我们先来看一下，目前流传较广的分类，就是将弗洛伊德的精神分析称为古典精神分析，也就是传统精神分析；将弗洛伊德之后发展的精神分析称为新弗洛伊德主义或新精神分析理论，其中包括三个主要的派别，分别是：自我心理学派、客体关系学派和社会文化学派的心理发展理论。

要想了解何为传统精神分析，何为新精神分析，我们必须要了解一下精神分析的发展历程。

精神分析学说与精神分析理论类似，也称心理分析论，是现代西方心理学、社会心理学的主要理论之一。该理论是在治疗精神障碍的实践中产生的，后来成为一种强调无意识过程的心理学理论，有时被称为"深度心理学"。

精神分析的创立者为奥地利精神科医生、心理学家弗洛伊德，以弗洛伊德为代表的早期精神分析理论也被称为弗洛伊德主义，也就是我们说的古典精神分析。

弗洛伊德的精神分析迷恋于性驱力理论，最大的特点是试图用性驱力来代替人类所有的精神现象。它认为被压抑的欲望绝大多数是属于性的，性的扰乱是精神病的根本原因。

新精神分析各流派的理论分别有以下特点：

- 自我心理学派不再强调性本能和性矛盾冲突在人的精神活动和行为中的特殊重要

性。它认为自我是在本能需要满足或受挫的矛盾之间发展起来的，强调自我在人生经历中是如何获得或失去力量、如何支配个人心理发展的，是一种看重个人人格发展的理论。

- 客体关系学派追求的是关系驱力，认为人存在的意义是寻求人与人之间的关系，特别是母婴之间的关系。它还认为婴儿通过不断地运用投射、内射、分裂等机制去控制强烈的需求、恐惧和焦虑，使自己感到安全，并建立客体关系。
- 社会文化学派认为，心理问题的根源要从社会文化和人际关系中去寻找，而不在于生物本能。

当然，以上分类并没有囊括所有的精神分析流派。例如，还有阿德勒的个体心理学、荣格的分析心理学和比昂、拉康的精神分析等。

我们综合看一下精神分析在发展历程中都有哪些特点。

第一，从驱力的角度来看，由弗洛伊德单一的性驱力发展到驱力的多重性，既有性驱力，也有生存的驱力、母婴关系的驱力、朝向镜像自体的驱力，还有欲望的驱力。

第二，从人格发展阶段来看，由弗洛伊德的早年决定论发展到人格终生发展论。比如弗洛伊德认为三岁决定一切；客体关系认为六个月决定一切；自体心理学认为一岁决定一切。总之，各个流派都认为，在我们小时候的成长过程中，至少在七岁之前绝大多数事情都被确定下来了。

这样的看法靠谱吗？新精神分析恰好在这里提出了不一样的观点，他们认为人格是终生成长的。事实上，现在的神经心理学也已经研究发现老年人的神经突触会产生新的组织。所以，精神分析发展到新精神分析阶段的时候，就不再是弗洛伊德当时那种悲观的人性决定论了。

第三，从寻找问题根源的角度来看，由弗洛伊德的寻求自身的生物学因素发展到寻求外界的社会学因素。弗洛伊德的精神分析研究的是生物学的观点，用力比多（libido）；母婴关系流派强调的是母婴关系，其实也不是真正的社会关系；自体关系、自体心理学强调的同样是一个人和父母的关系产生的镜像自体以及自恋的受挫，这里仍然没有社会的影子。越往后的新精神分析流派越强调社会观念，包括拉康的精神分析把社会的因素考虑在内了。

在这里要强调的是，我对于传统精神分析和新精神分析的看法是，只有发展到比昂和拉康之后的精神分析，才能被称为新精神分析。

从比昂开始，历经拉康，到现在后续的很多精神分析流派。精神分析如果没有学到比昂和拉康的理论，那就代表着仍然是传统的古典的精神分析流派。

当然，这种传统和古典的精神分析流派，在我国的精神分析培训市场中，应该说占了绝大多数，只有极少数人才学到了真正的新精神分析，这就是我们要给大家传播新精神分析的原因。

新精神分析在治疗中和传统的精神分析的区别体现在哪里呢？

比昂提到，精神分析不应该给来访者做分析；拉康提到，精神分析不应该给来访者做解释。这就意味着，比昂和拉康把传统精神分析里所说的"要给来访者做解释""要给来访者做分析"彻底抛弃掉了。从这个角度来看，新精神分析更加主观强调来访者站在自己主体资格的角度去解析自己的症状，更重要的是来访者自己拥有解释自己的权力，而不是依靠一个大师，依靠那个坐在你对面的人，听你讲了50分钟的话，就试图对你的人生指点江山，这些都是非常可怕和不靠谱的。

特别是到了互联网时代，人类所有的社会现象，不仅只是受到社会学的影响，更多的是受到某个群体的影响。互联网时代是群体效应时代，人的精神世界更多地会受到群体的影响。这时如果你还不具有社会学的观点，还不具备群体心理学的思维，仍然用传统的精神分析试图做案例，那么你做出的案例能适应社会吗？一个人心理健康的标志是社会适应性。如果不能把来访者的治疗纳入到社会学观点中去，纳入到互联网时代的生活中去，那这种治愈就是一种虚假的治疗。这就是很多人接受传统的心理咨询、传统的精神分析治疗之后，反而更不适应社会而显得怪怪的原因。这种现象在很多长期参加各种各样培训的学员身上可以更加明显地看到。

所以，新精神分析治疗的标志就是，强调来访者自己的主体性资格，来访者能够具有和社会更好的互动性，来访者能适应眼前的互联网时代。

核心概念 11：梦

　　《梦的解析》是弗洛伊德最著名的一本书。弗洛伊德之所以能够出名，能够引起大家的关注和围观，原因就在于他写的这本《梦的解析》。

　　在《梦的解析》一书中，他把大多数梦都解释为性欲之梦。那时，人类处于文明的压抑状态，特别是性的压抑。白天被压抑，晚上做点春梦也是一件理所当然的事情，所以，弗洛伊德那时把很多梦都解释为性梦和春梦也并不奇怪。不过，如果今天还把来访者的梦都解释为弗洛伊德时期的春梦和性梦，那来访者就得穿越回那个时代。所以，心理学精神分析的解释一定要有时代性。

　　梦理所当然地成了精神分析最初被了解的东西，解梦也就成为精神分析一个重要的技术概念。不同流派对于梦的看法也是有差异的。例如，弗洛伊德流派强调性驱力和力比多，他们往往会把梦解释为性驱力的梦；客体关系流派的人，往往会把梦解释为与母亲有关系。

　　什么才是真相呢？永远都无法知道，除非来访者自己能够告诉我们真相。心理咨询师在解梦过程中所要做的事就是审视梦境，提出恰当的问题，帮助来访者做好角色扮演，尝试从不同的角度、不同的维度来理解他的梦，最终让来访者自己对梦做出解释。

　　从生理、心理学的角度而言，梦出现在大脑快速眼动状态中，也就是在大脑的快波状态中出现的。但是特别奇怪的是，神经心理学家发现：一个人在晚上睡觉时会突然夜惊，并马上产生恐惧情绪，反而是在慢波睡眠当中，这说明在夜惊状态下人们脑电波的活动范围和我们平时所说的梦的时间不一样，在大脑的活动区域上可能会有差异，这就构成了比昂在对梦的理解上与弗洛伊德的区别。

　　比昂认为来访者（特别是精神病患者）的最大状态就是不梦、不眠、不醒。不梦，说明他们并不做梦；不醒，说明没有醒过来；不眠，是睡不着，无法做梦。比昂这句看似矛盾的话到底是什么意思呢？其实这句话的意思是：来访者永远都在做着一个梦，没有从梦中醒来，这就叫来访者的"不醒"；由于来访者已经处在梦中了，醒着也就是在梦境中，所以无法真正地睡着，叫作"不眠"（如图2所示）；来访者无法产生一个新的梦境，他的梦境永远都是一个主题，这就叫作"不梦"。

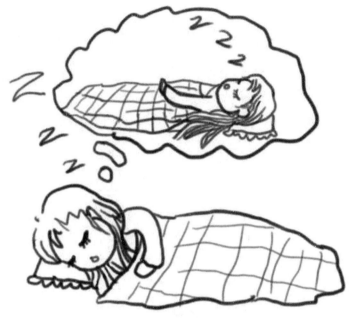

图2　梦见自己在做梦

不过，比昂也认为，给来访者做治疗，实际上就是让来访者过去那些固化的概念发生松动。如何才能发生松动？就是要把来访者带入一个新的梦境里，这个过程也可以叫作神思。在神思阶段，来访者会进入真正的、新的想象。在新的想象里，他松动了过去的固化概念。

新的想象的过程，被拉康称为想象界，所以，我们也可以认为梦就是一种想象界里的东西。

核心概念 12：抱持

关于抱持，不仅客体关系流派研究，比昂也研究。比昂在研究抱持时，用的语言有些不一样，他更喜欢用容器这个术语。后面我们会对容器进行专门探讨。

当我们谈到抱持这个概念时，大家脑海里会浮现出一个画面，一个母亲抱着自己的孩子（如图 3 所示），好像这就是抱持了。抱持的概念是源于母亲的一个感受，所以是一个本体论的概念。

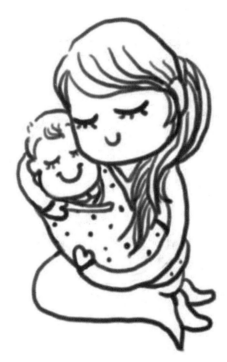

图 3　母亲抱着孩子

什么是本体论？

有一种感觉叫本体感，意思是我能感受到我的身体，并能感受到我身体的边界。比如，一个人开车的时候，他的本体感会扩大，车的外围也会成为他的本体感。再比如，一个人生活在一栋环境非常好的房子里，周围背靠大山、面朝大海，这样的环境就是身体本体感的扩张。

中国人所说的中原地区也是源于内心本体感的扩大化，于是就有了"逐鹿中原"这样的词。我们觉得中原最好，并不是因为真的有特别好的地方。中国那么大，好地方很多，中原真正的好就在于给人带来一种安全的抱持感觉，背后有靠山，两边有扶手，扶手边缘也是连绵不断的大山，前面还有一些遮拦物。这在军事心理学里叫作有战略的纵深。所以，中国的"中原"就是给予中国人一个抱持感。

为什么要抱持住孩子呢？抱持着孩子的目的在于母亲让孩子感觉到"我"是无所不在的，是连续存在的。这种无所不在、连续存在的感觉对婴儿来说非常重要。因为这时婴儿会产生虚幻的感觉，似乎感觉自己仍然是在母亲的子宫里。这种想法和比昂的"容器"有相近之处。当母亲维系孩子感觉到自己无所不在、无时不在这两种状态的时候，孩子就能感觉到自己的情感波动，这种情感波动始终会有一个人在承载着一切。孩子在被母亲怀抱、抱持的过程中，慢慢地内化了母亲的抱持。这种内化母亲抱持的能力使得孩子在长大之后又能去抱持其他的人。

抱持的概念在临床上的主要表现是对客体关系流派的精神分析的使用。客体关系流派的精神分析目的是想解决母婴关系的问题。因为有些孩子在出生和养育过程中由于母亲关照不足，不能产生连续性的情感体验，这样孩子就会发生安全感不足的问题。所以，咨询师在做客体关系流派的精神分析时，要能够代替母亲，像母亲一样持续地让来访者退行到早年的时候，并且通过自己的眼睛持续地去关注"孩子"（这里的"孩子"指的是退行之后的来访者）。

这种持续的关注也叫作母性的专注状态。这种专注状态会让孩子感到自己是存在的，所谓的存在感就是这个意思。有些人不停地在朋友圈发东西，或许就是为了获得这种存在着的、被关注的体验。不过，在朋友圈发东西也可能是另外一个原因，那就是微商。

温尼科特当年为了诱发来访者能够产生被抱持的体验，有时甚至会用手去扶住来访者的脸部，并轻轻地摇晃，来促进来访者退行。当然，客体关系流派通过这种补偿式的精神分析来弥补一位来访者在早年母婴喂养过程中所带来的创伤性体验，确实能够解决一部分问题，但仅仅这样是不够的，因为很多客体关系流派的咨询师在解决这些问题的时候仅仅只是做了补偿，而没有做阉割。

　　所以，拉康流派对孩子阉割的理论，在临床实践中必须要和客体关系流派配套使用才会产生真正的价值。这也是拉康反对客体关系流派抱持来访者的一些临床操作方法的原因。大家要记住，只学一个流派是不够的，只学客体关系流派，学不到拉康流派，就会变成只补偿不阉割的咨询师。

核心概念 13：容器

抱持和容器的概念，一个是客体关系流派的，一个是比昂的。容器这个概念本身也有不同的流派，就如同比昂所讲的容器和荣格分析心理学里的沙盘游戏之间也是有异同的。

我们前面谈到精神分析中的"梦"的概念时曾经说到，来访者也许是有固化的概念，所以他不能做出新梦来。要想让他做出新梦，咨询师就必须在咨询过程中创造出一种新的容器，创造这个容器的目的就是孵化、孵育。有点类似清华大学的产业孵化园——支持企业孵化心理学的高科技产品，咨询师创造的容器就是用来孵化来访者的。

比昂所说的精神分析也是这个过程，他认为精神分析师要做的主要工作就是创造一个容器，让来访者在这里重新孵化出新的思想、新的观念。

有了容器这个概念，就有了另外一个概念——所容物，即容器里面装的是什么。容器里装的不是火锅，装的是来访者大脑的思维。这些思维就被称为所容物。

所容物就是来访者的无意识思维，容器是在心理咨询师和来访者之间创造出所容物的过程。这个过程就是要促使来访者重新产生新的梦境，重新产生新的无意识思维，最终能够松动过去的固化概念、产生新的思考，再形成一个新的概念。

比昂也认为来访者之所以出现问题，是因为他在出生之后的一段时间里，母亲没有足够好地发挥其容器功能。大家想象一下，孩子在母亲的怀抱和在子宫里是不是一样的呢？在子宫里，孩子和母亲由脐带联系起来，母体能自动提供养料，孩子不去张口去叫、去要，也不会饿着，什么都有；还有母亲提供给他的类似衣服的温暖的外壳——像鸡蛋壳一样。小孩在子宫里就像在鸡蛋里一样，是不是就像在一个容器里呢？所以，孩子在子宫里是非常舒服的。但是出生之后，孩子就会产生一个问题，那就是他的感受不连续了。出生之后，脐带被剪断，他似乎就没有什么能与母亲产生实体上的联结了。

所以，拉康说我们的人格结构里永远都隐藏着精神病的结构，因为我们的脐带被剪断了，我们永远都在想着回归母体，永远都有想回归母体的渴望。而回归母体的欲望会导致一个人出现退出社会的可能。这就是每个人都隐藏着精神病人格结构的原因。

用今天的互联网心理学来看，为什么人们会迷恋网络？其实网络在电影《黑客帝国》里就是一个巨大的母体，该电影的作者也是用"母体"这个词来形容互联网的。

这就告诉我们，传统的客体关系流派所做的精神分析在互联网时代的意义已经不大了，因为咨询师所能提供的母体的感受不如互联网。互联网里应有尽有，就像一个真正的子宫一样，抱持着一切，它比咨询师所提供的内容更全面。所以，这些新的来访者甚至不会依恋于客体关系流派所创造的母婴移情关系。

孩子出生之后，母亲最好能够在短短一个月的时间内，创造一个模拟的子宫，也就是创造一个模拟的容器。这个模拟容器最大的特点就是让孩子感觉自己似乎又回到了子宫里。母亲成了24小时的母亲，孩子一饿就能吃到奶。孩子一哭，衣服、温暖的东西马上就环抱着他，这一切的体验其实就是容器（见图4）。

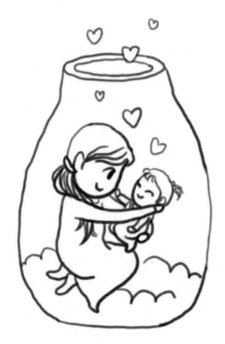

图4　母亲24小时陪伴的模拟容器

在心理咨询师创造容器的过程中来访者的身上会发生些什么呢？来访者会产生一系列思维上的变化，这种变化刚开始是无意识里的梦思维，慢慢地会产生出前意识的梦，这代表着无意识快要进入意识了，接下来会进入意识中并产生有意识的反思。当进入反思的时候，就会产生真正的心智了。所以，我们也可以认为，很多来访者的概念之所以是固化的，是因为他没有真正进入到心智状态中。于是精神分析又产生了另外一个新的概念，那就是心智化。

不过，每一个新概念的产生都又为精神分析师们、培训师们创造了一次新的培训机会。我们给大家讲这么多概念的目的就是为了让大家有一天能够放弃概念。只有放弃这些概念，才能真正地从心智上去理解心理学是什么、精神分析是什么，而不是让一堆术语充溢着自己的大脑。

核心概念14：防御机制

"防御机制"在中国的精神分析圈里是传播最广的。

首先，我们来谈谈心理机制是怎么回事。弗洛伊德最早的时候确定了四种心理机制：凝缩、置换、润饰和象征。后来在临床实践的过程中，我又加上了一个，叫作时空联系。大家可以认为这几种机制实际上就是一种防御机制。图5形象地对防御机制进行了描绘。

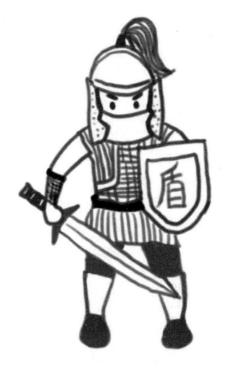

图5　防御机制如同士兵拿着盾牌保护自己

防御机制本质上讲的是受到人类抑制、进入潜意识的那些内容"想"再次回到意识层次。在冰山底下的内容"想要"再次回到冰山的顶端，就必须经过前意识大门的"审查"。要想经过前意识大门的"审查"就要进行"伪装"，"伪装"的方法就是防御机制。这类似于抗日战争时期人们要传递一批情报，在通过日本人的封锁线之前，要把情报进行伪装。

后来，防御机制的发展壮大得益于弗洛伊德的女儿安娜·弗洛伊德。安娜·弗洛伊德写了一本名为《自我及其防御机制》的书，该书在弗洛伊德最早提出来的防御机制的基础上提出了更多的防御机制。

精神分析的学习，可以分成两种类型：一种是学习一些心理上的机制；另外一种是学习精神分析各流派大师解释来访者的创伤根源的方法，即大师们如何解释来访者的症状、如何看待世界。

例如，弗洛伊德强调的是性驱力、俄狄浦斯情结；客体关系流派强调的是母婴关系和母婴之间的依赖和驱力；科胡特强调的是指向一个虚假自体、理想化的自己所产生的认同和驱动力；拉康认为，一切的症状源于欲望的问题。他们理解世界的方式不同，所以理解来访者的症状就会有所不同。

我们必须要了解的是弗洛伊德发明的四种最基本的方法。我又加上了一种时空联系，同时减去了其中的润饰。润饰这种文学修饰手法在生活中太常见了，用处不是特别大。于是，我就把它合并成四种新的最基本的心理机制，也就是弗洛伊德所称的潜意识的编码，即潜意识通过这种方式来重新改编、将编码伪装成一种新的东西。

在凝缩、置换、象征和时空联系的基础之上，还有什么样的心理机制是我们必须要了解的呢？那就是认同。在后面，我们会进行专门讲解。在防御机制或心理机制（我认为防御机制这个词不太好，会让大家误以为这是一个坏东西，我更喜欢用心理机制）里排名第五的就是认同理论。排在第六位的是想象机制，拉康的精神分析对这种机制讲得最多。我们对于镜子里的人产生了一种想象，于是就产生了一种镜像关系。其实想象也是一种心理机制，或叫作防御机制。排在第七位的是投射，排在第八位的是比第七位的投射还重要的内射，因为需要先有内射才会有投射。

核心概念 15：认同

认同理论是一个非常重要的精神分析实操理论，我们在做很多案例时主要考虑的就是认同。因为人从小到大就是通过不断的认同而慢慢长大的。

认同（identification）指的是个体对比自己地位或成就高的人进行认同，以消除个体在现实生活中因无法获得成功或满足而产生的挫败感和焦虑感。

在动物世界里是不是也存在认同？非洲草原上的鹿、斑马、野牛等动物生下来之后要做的第一件事就是要在 10 分钟内学会跑步。如果它不能在这么短的时间里站起来并且学会跑，接下来它很可能就会落入周围虎视眈眈的狼、狮子、豺狗的口中。所以，认同在本质上是快速成长的法宝，无论是动物世界的动物，还是人类世界所有的人都是在认同中长大的。

认同的基石是模仿，只有模仿才能产生学习。自闭症儿童之所以无法更好地学会语言、社交沟通，就是因为他们无法进行模仿学习，无法分辨不同的人，他们的面孔识别功能是有缺点、有问题的。换句话说，他们很可能无法完成真正的认同。认同就是如此重要的一件事。

"我们要继承先烈的遗志"其实也是认同。拉康流派的精神分析把认同看作更加重要的东西。认同代表着我们继承了来自父亲的欲望。认同不仅有性别的认同，例如男孩认同父亲（如图 6 所示）、女孩认同母亲，还有欲望的认同。小孩认同来自父亲或来自母亲的欲望，于是就替他们活了一辈子。这就是我们在做心理咨询时把认同提升到如此重要地位的原因。

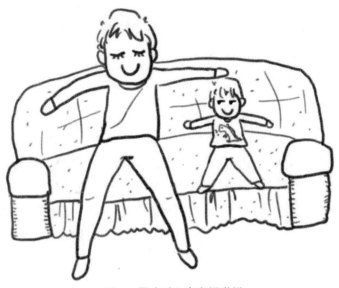

图 6 男孩对父亲有样学样

在做个案时，如果要考虑一种心理机制或者一种防御机制，那大家都知道投射太简单了，内射则是非常重要的另一半，还有就是要时刻紧盯着来访者认同了什么。歌德在《浮士德》里说："你从祖先手里继承的遗产，要努力利用，才能安享。"这就是认同。拉康就持有这样的观点。

所以，认同别人虽然是一种长大的方式，但这种认同最终有可能会吞噬掉自己。当一个人被来源于父亲或母亲的欲望吞噬的时候，就失去了自己的人生。所以，精神分析里的任何一个概念，实际上讲的都是度的问题。不超过度的时候，是恰当的，是极好的；一旦超过度，就会变成另外一副模样，会变成恶魔。换句话说，任何一个精神分析的概念都有可能突然吞掉你。

认同不仅能起到上述作用，还会使一个人形成自我和超我。自我和超我都是通过认同而形成的，我们之所以会自我律令、自我规定、自我约束、自我节制，可能是因为我们认同了来源于另一个人的超我。另外，我们还认同别人对待另一个人的关系。关系的认同也可能会来源于家庭生活中，早年核心家庭父母之间的关系同样会被我们认同。认同之后我们就会以为这就是人世间关系的模式，继而用它去处理生活中与他人的关系。

一个人在其成长的最初阶段一定会有认同，但认同过度可能会产生一个人过度地被他人的欲望阉割的情况。一个人最终能否产生一个恰当的、客观的、具有批判性的思维，一方面取决于最初对他人的认同、学习；另一方面，还取决于随着自己不断的成长能否抛弃这些认同。如果一个人不能做到第二点的话，就不会产生真正的客观性思维，也不会产生批判性思维。

　　一辈子认同他人，就会什么都没有学到。就像刚开始学精神分析一样，刚开始认同某个大师、流派或者某一种观点，然后用这种方法掌握它，因为认同是学习的基础。很多人刚开始之所以学不好，是因为缺乏认同。当学到一定程度的时候，我们就要拥有客观性思维和批判性思维，要站在更广泛的心理学维度上去看待我们所迷恋过的某一个流派；否则就只是一个继承者，不具有独立思维的能力，既帮不了自己，也绝不可能真正帮到他人。

核心概念 16：投射性认同

投射性认同是最容易被精神分析初学者混淆的概念，会让人觉得它很难理解。但是相比拉康的概念，这些概念的难度就不值一提了。

投射性认同是精神分析的重要概念之一，最早由梅兰妮·克莱恩提出。在精神分析的客体关系理论中，投射性认同是一种诱导他人以一种限定的方式做出反应的行为模式。它源于一个人的内部关系模式（即当事人早年与重要抚养人之间的互动模式，这种模式内化成为自体的一部分），并将之置于现实的人际关系的领域中。图 7 就是这样的一个实例。

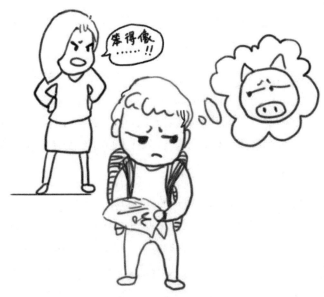

图 7　孩子对母亲投射的"笨得像猪"的观点的认同

要理解投射性认同，就要将它分开来看：一半是投射，另外一半是认同。所以，你可以把它理解为投射再加上认同。

这个概念有两个过程，在心理机制上分为两个阶段。

第一阶段是一个人要把自己心里不能容忍的东西投射到他人的身上。对于这种将自己不能容忍的东西投射到他人身上的方法，我们过去曾讲过一个概念叫分裂。

分裂的其中一种机制就是：有一种精神病患者的内心世界是纯净的，是精神洁癖，不能容忍身上有一点点的污垢。所以用一种分裂的机制把自己不能容忍的心理内容分裂出去，而这种分裂的过程其实就是投射的过程。比如，一个人不能容忍自己是个傻瓜，就会说别人"你很笨"。以后一旦有任何人对你指责、发难甚至辱骂的时候，你就可以用阿Q的精神胜利法对他说："其实你说的一切都是在说自己。"这是投射性认同这个概念中的投射部分。

然而，当你这样将自己的意愿投射到别人身上的时候，别人不一定能同意。这时对方会用各种方法给你施压，逼迫你最终同意他投射在你身上的东西。这是投射性认同的第二阶段。在这个过程中，有时你真的会被他逼疯，甚至同意他说的这一切。当你同意他投射到你身上的东西时，也被称为"你认同了他给你的投射"，甚至这一切你都没有意识到。这时我们就说：投射性认同完成了。

在临床上这样的例子是很普遍的，比如，有的来访者在做咨询时，会不断地说："我就知道你根本不想给我做咨询，你压根就是非常讨厌我。"如果一位来访者总是这样说，说久了你会怎么做呢？你就开始讨厌他了，你就不想给他做咨询了，于是投射性认同就完工了。有些精神分析大师认为，投射性认同是指来访者做的事，反移情是指咨询师做的事。

其实在我看来，咨询师所做的投射性认同比来访者多得多，有多少精神分析师和咨询师在做咨询时会不断地把自己心中想的东西强加给来访者，并且逼迫来访者接受他对来访者的分析和解释，这是不是投射性认同？如果来访者在这个过程中，被你逼疯了，被你逼到了墙角（因为你是权威），他就会想"也许我就是这样的"，投射性认同就完成了。在我看来，在心理咨询的过程中，最应该引起警惕的事不是来访者的投射性认同，因为来访者有权力这样做，我们反而应该提防咨询师在做投射性认同。

我曾做过一个案例，这个来访者在找我做咨询之前，已有其他心理咨询师为他做过咨询，之前那个咨询师给他命名了很多所谓概念化的东西。比如，你的问题叫作什么，你的病叫作什么，你的病是因为小时候怎么……结果这个来访者到我这儿时满口都是概念，并且还将自己命名为"我是负性的自动化思维的人"。

　　咨询师的投射性认同对咨询的损伤其实更可怕。咨询师在面对来访者给他投射性认同的时候，该怎么应对呢？这时我们会引出另外一个概念，那就是比昂所说的 α 功能，接下来我会对此展开讲述。不过，罗杰斯是非常反对移情这个概念的，他认为咨询师在接受到来自来访者的投射性认同的时候，最好的方法就是保持真实可信。就是说你真实可信地做你自己，再用真实的情感在心理咨询中面对来访者去反映就可以了。

核心概念 17： α 功能

比昂把情感分为两种，一种是忍受不了的情感，叫 β 元素；一种是忍受得了的情感，叫 α 元素；把 β 元素转换成 α 元素的功能叫作 α 功能——这是一个人非常重要的心智功能。

前面我们提到的一位咨询师在面对来访者对其进行投射性认同时，要做的工作是净化这一切，就像净水器和空气净化器一样。一个好的空气净化器，就应该有把脏东西吸进来，再通过净化功能吐出干净东西的能力，这种能力被我们称为 α 功能。

在基督教文化里，精神分析师是这样形容 α 功能的：精神分析师就像圣母玛利亚一样去安抚患者，并且吸收他的痛苦，然后给予他不痛苦的情感反应。

我们曾经在谈及比昂的概念时提到过一个词——容器。比昂所指的容器是通过咨询师和来访者创造一个实验室或一个空间，就像是一个暖房一样。只有在这个温暖的花园里，来访者的某些固化的观念才有可能被松动，那些曾经被培养出的、大脑里的僵尸系统才有可能通过软化被重组，重新组织他的人生经验，这样才有可能建立起新的概念。在这个过程中咨询师产生的 α 功能就显得尤为重要。

我们还可以这样来理解 α 功能：一位母亲抱着婴儿，婴儿很焦虑，并把这种焦虑投射给母亲，比如抓他的母亲，咬母亲的乳房。当母亲被抓、被咬的时候，她接收到了婴儿的痛苦、焦虑等情绪。但母亲要把这些情绪咽下去，通过她的净化功能净化后再吐出一个无害的情绪（如图 8 所示），这个过程就叫 α 功能，也叫净化。

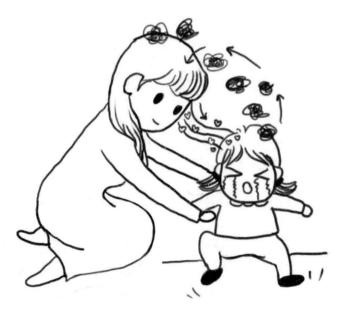

图 8　母亲净化孩子的不良情绪

比昂说我们用 α 功能净化来访者的 β 毒素。这种净化来访者毒素的方法，能促使来访者慢慢地内化咨询师所做的这一切，内化咨询师的心理加工能力。来访者具有这种内化的能力之后，慢慢地就变得也会去处理自己在生活中经历的焦虑、挫折、痛苦等人生体验和经历了。

在咨询过程中，当咨询师使用 α 功能的时候，有不少咨询师，特别是接受过客体关系流派理论的咨询师常常会出现这样的情况：由于这些年客体关系流派和自体心理学在我国精神分析培训界非常时髦和流行，所以培训的学员只学到了这两种理论知识，而没有再进一步学到比昂的理论知识，很多培训出身的咨询师最容易犯的错误就是变成一个无所不能的"万能母亲"。似乎他的功能主要就是给予来访者滋养。很多咨询师在参加过精神分析培训后，成功地把自己修炼成了一棵"千年人参"，时刻等着来访者来吃。这样会带来什么恶果呢？下面是在咨询师和来访者关系中常出现的三种情况。

- 共生关系。指的是咨询师和来访者都能在咨询过程中受益。咨询师通过 α 功能净化了来访者的 β 毒素，而来访者帮助咨询师发掘了自己情感上的一些潜能，克服了自己在这个过程中所诱发出的一些过度的认同和反移情。所以在这个过程中，咨询师和来访者彼此之间是互相治疗的。

- 共栖关系。指的是一方受益，而另一方却无任何受益。这种情况就很像是来访者可能在咨询中受到补偿、受益了，而咨询师在这个过程中不断地付出，却没得到真正的自我成长。这是一种共栖的关系。这种关系看起来没问题，但是长久下去会引起咨询师的职业枯竭和情感枯竭，造成咨询师慢慢地不再能够拿出自己最真实、最真诚、最优秀的人格力量，因为他被消耗殆尽了。
- 寄生关系。指来访者与咨询师之间互相都有破坏性，有伤害性，谁都帮不了谁。

最好的关系应该是共生关系，所以，大家千万不要把自己仅仅当作培训出来的一棵"千年人参"，等着来访者来"吃"，那么你很快就会被"吃光"。记得有一次，我曾经和国内的几位精神分析大师讨论这件事时提道：其实不仅是来访者从咨询师这里受益，咨询师也应该去享受来访者带来的益处，来访者也可以去滋养咨询师。在这个过程中，我们可以彼此去欣赏，甚至是享受对方的好处。此时，咨询师眼中所看到的来访者可能是外表美，可能是心灵美，可能很帅，可能有很多优秀的特质……

总之，来访者也是一个让咨询师得到滋养的对象。在这种情况下，咨询师才能长久、持久地在咨询生活中幸存下来。

核心概念 18：β 毒素

婴儿出生后会有什么样的毒素呢？来访者又会有什么样的 β 毒素呢？

婴儿出生后的毒素是其在出生过程中所产生的那些难以忍受的感觉、情感，也包括那些原始的恐惧、动机、攻击性等等，所以这是一个自然的过程。每个人刚出生时都充满着毒素，这些毒素需要投射出去，投射的主要对象就是母亲。这就是母亲要能在婴儿投射的毒素中幸存下来，并且去净化它的原因。净化之后，婴儿也可能去增进自己的心理功能，长大后也会变成一个宰相肚里能撑船、具有良好心理功能或者心理素质很好的成年人。

β 毒素同样代表着那些受挫的、被人拒绝的、被压抑的部分。所以，一个小孩在成长过程中一定是充满着原始的毒素，并且在与环境互动的过程中会产生的各种新的毒素。这些新的毒素是婴儿无法忍受的一些原始感觉。这些原始感觉经过母亲的 α 功能之后又被婴儿吸收，于是婴儿就增强了自己的能力，增强了自己的抗挫能力，就有了一些容纳问题、容纳病毒、容纳创伤的心理能力。这样的心理能力就会成为这个婴儿一生的法宝。

大家想象一下，婴儿刚出生时并不具备任何处理、加工其自身痛苦、创伤、哀伤的能力。如何提高这些处理能力呢？当他的养育者去净化了他的毒素后，婴儿自己就慢慢地提高了处理创伤的能力。

下面具体来看看婴儿的毒素都可能有哪些方面。

人类具有一些先天的精神病的结构。这一点拉康曾经提到过。因为我们的脐带从被剪断的那一刻，就产生了一种回归的欲望，同时也产生了恐惧、分离这些焦虑情绪；还有弗洛伊德所说的生本能和死本能之间的冲突，意思是一方面想要去求生，一方面想要去毁灭；还有往前走和往后走的区别，往前走代表着离开母亲、走向社会，意着能够和母亲分离的、向上生长的力量；而另一方面是想要回归母亲的恐惧的、胆怯的、懦弱的回归精神病世界的力量。婴儿抱着母亲时是回归，抱着母亲一会儿后会往前跑两步，跑两步后又会回来，从这个过程就会看到婴儿反复地在遭受挫折，在处理生、死以及向前和回归的冲突。如图9所示，这些都可以是小孩的 β 毒素。当然，当婴儿走两步回头寻求安全感又抱住你的时候，你就是 α 功能，你就提供了这个能力。

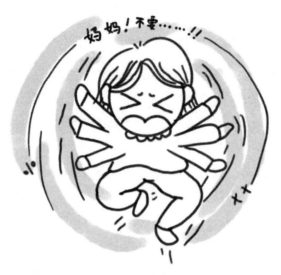

图9　孩子的 β 毒素——不良情绪

有时婴儿这种毁灭性的冲动会占据他的主导地位。这时婴儿就会有破坏性，甚至有些孩子的破坏性巨大。人们经常说，三到五岁的孩子猪狗都嫌，意思是猪和狗都嫌弃他们，就是因为他们有很强的破坏性。这种破坏性同样需要一种净化功能来净化。如果这种净化功能没有实现，那这种破坏性的本能就可能把孩子自身吞噬掉。

每个小孩在长大过程中都会出现这种破坏性。这种毁灭性的功能本身也会让孩子自己产生恐惧。在这个过程中，假如母亲不能提供这样的 α 功能会带来什么样的结果呢？就会使小孩不断地增强他的恨、挫折，就不断地又开始把他的大量恐惧往外投射。一边投射，一边再去内射那些投射出去没有被回应、被净化的 β 毒素。这些未经修正的 β 毒素再次被婴儿内射进来，进到他心里之后，会使婴儿或者孩子感到这东西实在太坏了，于是他的期望、挫折、敌意就会增加，这样一来，内射进来的就是一种非常可怕的否定性的对婴儿心理的损害。在这种不能忍受挫折的情况下，婴儿又会产生新的防御机制，比如逃避、分裂。

这些 β 毒素本来是向外投射的，如果投射失败了，最终就使得一个人长大后成为有心理疾病的患者。这种患者的特点就是以前正常投射给母亲的东西从来没被母亲净化和允许。

这种投射的失败，使得他不顾一切地去通过投射性的认同来处理生活中一切与人的关系。因为他要逼迫着对方去同意他的某些观点，最终的结果就是产生一种病理性的投射性认同式的沟通方式，而这种沟通方式在正常的人际沟通中是很罕见的。

所以，当我们正常人遇到来访者频繁地使用投射性认同的方法、和你进行互动联结的时候，我们就知道这是因为他小时候，他的母亲没有为他提供 α 功能去净化他的毒素，以至于他只能用这种具有攻击性、伤害性、逼迫你承认他的方式来和你沟通人际关系。

当这样的来访者有一天走进咨询室的时候，他也会把他不能容忍的那些东西变成一些憎恨式的情感，并力图把它打入咨询师的体内。不管恐惧也好，对死亡的认同也好，还是其他的情感，都要通过一种分裂的机制被分裂出去。因为他自己不能容忍，就要分裂给分析师。如果分析师能接收这一切，去把他不能容忍的恐惧放到自己体内，并且有足够长的时间去对这些东西进行净化、修正，那来访者就可以再次把这个过程内射回来，这时他的精神世界才会发生改变。

很多时候，在这个过程中，来访者会疯狂地攻击咨询师和来访者之间的这种关系。我们有时也把它叫作来访者对联结的攻击、对咨访关系的攻击。而来访者做这一切最主要的目的就是要破坏咨询师和来访者的关系。

但是我认为，这种破坏只是来访者表面所要做的事情，来访者潜意识里真正想要做的是试探，你是不是能够去做有着足够净化功能的那个"母亲"？你是不是有足够好的 α 功能？你能不能在我持续的攻击中幸存下来？来访者是在做试探！

来访者这一生都在做试探。他试探最终有谁能接得住自己，能够承载这一切，直到来访者能找到这样一个人为止，他才会真正地好起来。

核心概念19：地形学

其实我们在开始解释精神分析的时候，就谈到了地形学的一部分知识，但是没有详细展开。当时我们谈到弗洛伊德建立了一个潜意识的地形学，上面类似金字塔最顶端的东西，大概只占不到10%的面积，被称作意识层次。下面更大的部分是潜意识的层次。但是潜意识和意识中间有一个过渡区域，是一个带状的区域，这个区域被称作前意识。

这三个部分各有特点，在了解这三个意识层次的过程中，最重要的是要搞清楚前意识有什么特点。因为它将决定我们如何去理解一位来访者的创伤是如何形成的，以及外面发生的应激事件、刺激事件，或者是任何一种信息，是如何被压抑到潜意识里的。

要想将信息压抑进入潜意识，我们就必须通过前意识的大门。同时，还要了解已经被压抑到潜意识的那些东西怎样才能出来。它们要是想出来同样要经过前意识的大门。此外，我们要想搞清楚如何给别人的心里装点什么东西进去，就得搞清楚怎样才能推开这一扇前意识的大门。前意识就变成了心理治疗中一个重要的法宝，变成一个不仅用于心理治疗还用于心理操纵的最重要的法宝和神器了。比如，"装点好东西"指的是对他进行一些积极的暗示。

如何能够推开前意识大门的各种各样的方法，其实也就是催眠要研究的那些各种具体的实操和技巧。一般而言，我们认为一个人前意识的大门是非常可靠的，它会阻止外面的信息轻易进入潜意识，否则什么信息都可以进入潜意识，那将十分危险。

我在读研的时候，曾专门实验过让我的前意识大门稍微松动一下。为什么要松动它呢？因为松动之后，就可以试试能不能做潜能开发。我当时使用的松动前意识大门的方法就是大量的自我暗示、自我诱导、自我催眠。当我持续一段时间把我的前意识大门松开之后，就产生了一种特别神奇的现象。比如，我上午在宿舍里学习，到午休时，我就发现午休不是正常的休息了，而是睡着的时候仍然像在看书一样，"看"的是上午看过的书，并且我能清楚地记得我上午翻开的书，那一页纸上写的每一个字。我的午休就变成"复习课本"了。那段时间虽然我的学习效率非常高，但是休息效率可就不好了。为了不继续影响大脑正常的休息，我在掌握这个训练的方法、了解人的潜能真的能被开发之后，就停止再做这样的训练了。

由此可以看出，似乎人的潜意识和意识中间的这个大门——前意识是非常有价值的，是一个可以被开发的区域。

与弗洛伊德建立起的地形学不一样的是，拉康建立了另外一套地形学，也就是"三界"的地形学。他认为人的精神世界也被分裂了，而且被分割成了三部分，他把这三部分分别称为实在界、符号界和想象界。这三部分代表着人的精神不是统一的，而是分裂的。

不仅弗洛伊德认为人的精神被分割成了三块，拉康也认为人的精神世界被分割成了三块。客体关系流派认为人的自我，或者说我们的精神世界也是被分割成了好几块。不过客体关系认为，我们的精神世界由于受到父母的影响，被分割成了垂直的两半，或者是平行的两半，分别叫作垂直分裂和平行分裂。

核心概念 20：潜意识

无意识、潜意识、意识这三个概念基本上可以被认为是类似的一个概念，所以我们来谈一谈潜意识到底是什么。对于它们的不同之处，我们在这里先不做详细的区分，我们先来谈一谈潜意识到底是什么。

潜意识被发明后一直被学院派心理学所诟病，因为他们认为我们无法去证明人的大脑真的有潜意识这回事。不过，在 20 世纪 80 年代，有一些学院派的心理学家发现了似乎可以作为证明潜意识存在的一个佐证。那个佐证被学院派心理学家叫作阈下记忆，也被人研究为阈下知觉。凡是和阈下有关的词都代表着学院派心理学对潜意识的研究和验证，这类研究和实验非常多。比如，有些研究发现人们在不知道的时候，大脑也会进行记忆；人们在不了解的时候，大脑也会出现类似知觉的某些东西，这些就叫作阈下记忆、阈下知觉。所以阈下知觉、阈下记忆可以被认为是证明潜意识存在的实验心理学证据。

尽管如此，在学院派心理学家看来，即便你说出一些关于无意识、潜意识的话来解释和论证一些事情，也仍然会被看作不靠谱、不够科学、不够专业的体现。我们上学的时候，在学校里和导师说话都很少，或者尽量回避使用潜意识这个概念。如果你在论文答辩的时候使用潜意识这个概念，更容易受到很多专家对你的责难。在全世界学院派心理学的学习课堂上，潜意识这个概念仍然不被完全接受和认可。

学院派心理学家后来还做过一些研究。例如，他们在屏幕上用很短的时间，比如零点几秒，闪过很多数字、文字、符号这样的东西给你看。接下来对你进行一个测试，看看你能记住多少，有多少图形符号你觉得是之前见过的。经过反复的测试，人们发现，即使在零点几秒的情况下都可以记住 60% 一闪而过的信息。事实上，这些知觉我们是不可能真正感知到，或者记忆到的，于是就有了阈下知觉或者阈下记忆这样类似的概念。这也说明人们的确是在无意识之中、不知不觉之中、下意识之中记住或者知觉到了一些东西。我们在生活中还会发现，人们在某些情况下会产生阈下知觉，或叫作无意识的现象。比如，当我在墙上写一些模糊不清的字，而你用心或者好奇地去看一些什么的时候，这些信息就容易进入无意识。还有些时候，当我们播放一个连续的镜头，如果在其中穿插某个和连续镜头不相干的画面，这个画面也会被人无意识地深深地铭记。这些都是潜意识存在的例子。

潜意识似乎还有着神奇的力量。比如，人们发现似乎无意识的记忆容量比记忆中的容量大得多，所以有些人就尝试在催眠状态下记住更多的东西。过去我们在上大学、读研期间，有时会采用这种无意识记忆。比如我们戴着耳机听随身听播放英语，一边玩、一边产生一些无意识记忆，似乎有点效果，但是这样做对于应付考试是远远不够的。

对于潜意识的特点，弗洛伊德、荣格分别用了不同的词汇去形容。总结下来，可以认为潜意识的思维模式就等于原始思维，等于非逻辑思维，等于混沌的思维，也等于儿童的思维。所以，当我们以后听到类似的思维方式时，就会知道它们都是潜意识思维的特点。

在潜意识里，还有一个更加神奇的现象，就是潜意识的驱动力。

核心概念 21：潜意识的驱动力

潜意识有一种力量，这种力量被压抑在意识之下，就像火山被压抑到地表之下一样。这种力量压抑久了，有一天就会爆发。有时也会爆发不出来，而是慢慢地驱动你去做一些事情。爆发之后，往往会产生急性精神发作；如果是慢慢地发生，就会驱动你去做一些事情，反而会变成你人生中一只看不见的手，操纵着你的命运。所以，精神分析也把这只看不见的手叫作人生的命运线。

有的人穷其一生都喜欢做一件事，可能是因为他的潜意识里有一个驱动力；有的人一辈子都有一个理想、一个欲望，也是因为他的潜意识里有这样的驱动力。所以研究潜意识的驱动力，能够让我们更深刻地揭示一个人的心理疾病的形成机制，我们把这种形成机制叫作创伤的形成机制。

如果我们把潜意识的驱动力按照不同流派来划分，会发现各个流派所认为的驱动力都不相同。

弗洛伊德认为驱动力主要是性压抑，他之所以这么看，是因为他所经历的时代恰好是西方基督教文明对人性过度抑制的时代，这与我国古代儒家对人性的抑制是同样的道理。同一时期，西方在艺术界进入了著名的文艺复兴时期，而这一时期产生了一种艺术现象，我们把它叫作自由的浪漫主义艺术。

这种自由的浪漫主义艺术最大的特点就是宣扬人性，它恰好和压抑人性形成了鲜明的对比。所以说，艺术是最能反映同时代的人的精神状况的。你只要观察不同时期流行的艺术，就会发现各个时期的人的时代精神病是什么。

比如，最著名的例子就是以张艺谋、陈凯歌为代表的一代导演，他们拍的电影恰好都是反映人性的，都是对人性自由解放的一种宣扬，与过去对人性的过度压抑形成了巨大反差。所以，所有的艺术都可以用来治疗精神病。很多艺术家似乎都有精神病的现象，这就是弗洛伊德所说的性压抑的驱动力。

除了上述性压抑的驱动力以外，弗洛伊德的继承者们发现了新的驱动力。比如，克莱恩、温尼科特的客体关系流派指出，除了性驱力之外还有一种母婴关系的驱动力。母婴关系的驱动力也是压抑在潜意识里的，构成一个人一生中都想去追求的与母婴关系有关的安全感、依恋关系等。

客体关系流派出现之后，产生了一个以科胡特为代表的新流派，叫作自体心理学。他发现人们的驱动力除了性驱力、母婴关系驱动力之外，还有指向更完美的自己——一个镜像自我的驱动力，一个自恋的驱动力。这些驱动力也会驱动着一个人去做点什么，如图10中的表演者。

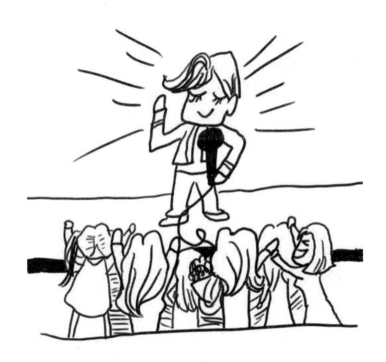

图 10　表演者的自恋的驱动力

之后，拉康认为我们的驱动力不仅有性的驱动力、母婴关系的驱动力、更加完美的自我驱动力，还有一种驱动力——欲望。

拉康的欲望驱动力似乎源于弗洛伊德的性驱力的概念，不过他认为性驱力进入社会之后，变成了人们在社会生活中追求的功名利禄等类似的东西。这就构成了性欲的一种转变，你可以将其理解为指向社会的社会欲望，这是另外一种驱动力。所以，关于潜意识的驱动力，各流派都有自己所主张的内容。

这些精神分析大师各执一词，那么谁才是最正确的呢？事实上，每一个精神病治疗大师都分别针对他们那个时代提出了最好的治疗方法。所以，弗洛伊德的治疗方法特别适合那些性压抑的来访者；客体关系流派的驱力治疗方法特别适合那些小时候受到母婴关系伤害、创伤并且有补偿需要的来访者；科胡特的治疗方法特别适合小时候因自恋受挫而引起自尊问题的来访者；而拉康的治疗方法又特别适合在进入社会的过程中，由于适应不良而产生各个方面问题的来访者。当然，也包括我们这个时代，在我国的独生子女中有不少孩子进入社会之后由于适应不良会产生的社会退缩行为。

综上所述，各流派的理论都分别适用于社会生活中的某一类来访者。作为心理学工作者，我们不但要学精神分析，还要学新精神分析，同时善于将各流派的理论综合。如果你学精神分析只学到了客体关系流派的理论，或者只学到了自体心理学的理论，没有学到拉康、比昂的理论，那么你对精神分析的理解就一定不完备。

核心概念 22：潜意识的意识化

潜意识的意识化是经典精神分析的精髓。精神分析的治疗过程就是要实现"潜意识的意识化"。

弗洛伊德把人的心理过程分为三个层次，即意识、前意识和潜意识。意识是与直接感知相关的心理部分；前意识是介于意识和潜意识之间，并能被召回的心理部分；潜意识包括个人的原始冲动和各种本能以及由这种本能所催生出的欲望，被风俗习惯和道德压抑到意识阈界下不被人所知的心理部分。

潜意识的意识化，被认为是精神分析在治疗过程中最重要的一个治愈要素，有时也被认为代表着修通。什么是修通？修通就好像是我们在潜意识和意识中间打通了一个隧道，让二者连通。当我们修通了意识和潜意识，就会使被压抑在潜意识里那些东西，能够被我们的意识所意识到，这就叫作潜意识的意识化。

一旦潜意识被意识化了，就意味着被压抑在我们潜意识里的驱动力不再对我们的人生构成非常强大的力量和推力，好像要推动我们去做一些我们并不想做或对我们造成伤害的事。当驱动力下降，我们似乎就被治好了。通过"潜意识的意识化"，来访者似乎被治好了，可是对于来访者来说，事实并非如此。

潜意识的意识化只代表来访者的潜意识驱动力被我们解释了，被来访者自己认识到了，压抑在他内心的原因被搞清楚了。可是，人们知道了原因，还需要去做出改变。有些来访者知道自己出现问题的原因，但是他并不一定有能力去做出改变。这是因为，原因是原因，改变是改变，两者不能相提并论。

在此，我向大家提出一个问题供大家思考：有没有可能会有这样一种力量，需要我们帮来访者找到一个新的驱动力，当来访者有了新的驱动力后，才可能拥有这样的力量去完成改变的重任？

不过在潜意识被意识化的时候，由于"psychoanalysis"被翻译成了"精神分析"，似乎一旦来访者的潜意识要被咨询师去意识化，咨询师就要给来访者做解释，这就给人造成一种错觉，似乎去意识化的秘密武器是掌握在咨询师手里的。

实际上，临床发现，如果仅仅依靠咨询师给来访者做解释，依靠咨询师给来访者做潜意识的意识化，常常会发生错误，因为咨询师很难正确地理解来访者。如果认为一个人可以正确、完整地去理解另一个人，这实际上是源于咨询师的自恋。在实际操作中，咨询师并不能做到这一点。

所以，潜意识的意识化在心理咨询和精神分析的实操临床中，真正的做法往往是一种商量的、试探性的询问，有时咨询师甚至只说出半句话，更多的时候要依靠来访者自己对自己做出解释。不管来访者的解释是正确的，还是错误的，我们都应该相信来访者有能力完成自己的意识化。

不过，当来访者无法做到这一点的时候，咨询师所要做的事情是对自己好奇的东西不断地发出询问，促使来访者思考、内省，并从多重角度来解释自己的梦境。

如果来访者对自己的症状、自己压抑在潜意识里的原因做出了正确的解释，那我们又该如何评估来访者是否真的解释对了呢？所谓"正确或者错误"的标准掌握在谁的手里呢？答案是：绝对不在咨询师手里，而是在来访者的手里。因为如果来访者真的解释对了，那么他的症状就会消失或者缓解。所以，咨询师可以通过试探性的发问，尝试着把来访者给出的答案与其生活中的现象联系在一起，然后看来访者有没有发现些什么。关于潜意识的意识化，我们需要依靠来访者来完成。

不过站在新精神分析的视角，我还要提醒大家注意，新精神分析认为，来访者对自己事情的解释是多元的、多维的、不同视角的，并不一定只有唯一的答案。当我们听到来访者对自己的事情进行解释之后，我们仍然可以等待他下一次做出新的、更多元的解释，因为事情永远在被解释中，被解释的过程其实也是被建构的过程。

小明金句

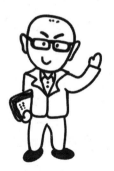

新精神分析认为，来访者对自己事情的解释是多元的、多维的、不同视角的，并不一定只有唯一的答案。当我们听到来访者对自己的事情进行解释之后，我们仍然可以等待他下一次做出新的、更多元的解释，因为事情永远在被解释中，被解释的过程其实也是被建构的过程。

核心概念 23：建构

建构，其实是拉康精神分析叙事治疗、后现代主义哲学治疗中的一个概念，在传统的精神分析中并不谈建构。

建构主义的最早提出者可追溯至瑞士的皮亚杰，他是认知发展领域最有影响力的一位心理学家。

建构主义是一种关于知识和学习的理论，它的提出有着深刻的思想渊源，强调学习者的主动性，认为学习是学习者基于原有的知识经验产生意义、建构理解的过程，而这一过程常常是在社会文化中完成的。也就是说，知识是学习者在一定的情景下，借助他人的帮助，利用必要的学习途径，通过意义建构的方式而获得的。因此，情景、协作、会话和意义建构成为学习环境的四大要素。建构主义最早被应用于皮亚杰所创立的儿童认知发展学派中。图 11 显示的就是儿童在建构。

建构，是建构主义的一种哲学取向。也就是说，我们做的每一件事都可以通过交互重新产生。例如，咨询师和来访者通过互相谈话产生新的意义。可是意义本身并不是提前设定好的，而是通过人们之间的互动而产生的。实际上，意义并不是固定的。每一次和不同的咨询师进行谈话，或和同一位咨询师进行不同的谈话，或在不同时间多次对同一个问题进行的讨论，都可能会产生新的建构。所以，建构代表着有新的一些含义的产生。

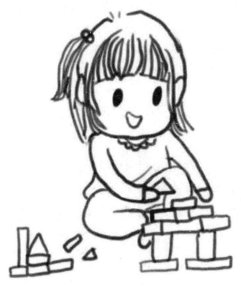

图 11　儿童在玩建构游戏——搭积木

过去传统的精神分析，主要是依靠咨询师对来访者做一个解释，产生一个意义，咨询师似乎拥有一种无比正确的、了不起的洞见力量，而这往往是错误的做法。

所以，拉康流派的精神分析引入了建构的概念，特别强调来访者对自己的创伤进行新的解释，是对那些固化的概念进行拆解再重新建构，从而产生新的意义。在这个过程中，来访者不但可以换一种语气来重新讲述他的故事，还可以换一个版本、一个剧本去重新实践他的人生，同时还可以在和咨询师的互动过程中，重新建构起自己关于自我认知、他人认知、自体表象、客体表象等类似的新的含义的内容。这些都是基于建构主义的哲学思想。

在认知行为流派的咨询中，或者传统的精神分析中，咨询师常常以教育者的身份把一些心理学知识教授给来访者。事实上，做精神分析不是咨询师对来访者做简单的解释，来访者被动地接收信息；而是咨询师和来访者产生互动，让来访者拥有主体性资格，主动地建构出关于他对创伤的认知、他赋予创伤的意义，并建立起关于他对自己问题的理解。此时的咨询师在一旁更像是一个审视者。

咨询师审视的是来访者明显错误的部分。咨询师通过和来访者讨论、协作、交流，来促使来访者产生更多新的意义。这就是我们所说的在新精神分析中建构的特点。

具体而言，在拉康流派的精神分析中，建构是这样产生的：首先，我们假设来访者形成了一个错误的概念、固化的结构，以及对某些问题的固定的语言范式。咨询师要做的工作就是，把那些固化的东西打破，于是，在拉康的精神分析中，关于建构就产生了几个新的概念，比如拆分、破除、断开、阻断等。

　　这里着重说一下断开这个概念，断开的目的就是为了让来访者从那些固化的结构中断开，只有这样才有产生新的意义的可能。

　　至于咨询时间，拉康流派的精神分析采用了不设定结束时间的咨询设置，咨询会在5分钟、20分钟、30分钟，或者45分钟，甚至任何时候都可能会突然结束。这个结束的地方就是咨询师想要去破除来访者固化结构的地方。他们之所以在这里结束，就是因为他们想在咨询结束之后，来访者能够回去反思、内省，进而产生新的建构，思索出一些新的意义。这就是建构在精神分析，特别是在新精神分析里面的应用价值。

核心概念 24：解释

解释，又称为诠释，源自古希腊神话中众神的使者赫尔墨斯的名字，在古希腊语中其意为"神之消息"，是"了解"的意思。解释学作为一种学说，广义是指对文本意义的理解和解释。解释学最初作为一种理论被应用于哲学，后来成为西方哲学、宗教学、历史学、语言学、心理学、社会学以及文艺理论中有关意义、理解和解释等问题的哲学体系、方法论或技术性规则的统称。

解释学在心理学中的应用，更多的是作为一种方法论，从心理事件的表面意义中揭示其隐含的意义。在弗洛伊德创立的精神分析中，解释的作用是毋庸置疑的。

精神分析这个词很有意思，听起来似乎意味着我们能够对来访者的精神进行解释分析，这会导致很多人误以为咨询师拥有一种力量、能力和权力，似乎是一种先知，高高在上，能够对来访者进行解释，于是"解释"这个词便变成了精神分析的一个核心技术。一百多年来，精神分析运动都是把解释作为治疗来访者的一个必要的方法来运用的。

为什么解释可以治疗来访者呢？因为弗洛伊德的精神分析把那些被人压抑的东西假设在潜意识里，如果被压抑的东西能被意识到，并从潜意识里挖出来，挖到意识里，那么我们似乎就不再有被压抑的驱动力了。当驱动力缓解了，人们似乎就被治愈了。

所以，解释就是一种帮我们把潜意识里的东西拿出来的方法。在精神分析的术语中，有些类似的概念和它有关，如潜意识的意识化或者修通。

在精神分析的应用中，分析解释为拓展、整理和丰富自己的生活经验和意义提供了有效的工具，但很多人在学习精神分析的过程中却走入了很多误区。他们错误地认为，精神分析主要是弗洛伊德一个人创造的，并认为当代精神分析的理论和临床实践都是与弗洛伊德时期完全一样的；而且始终认为，精神分析就是咨询师用来给来访者做分析的。

　　到了比昂和拉康的阶段，他们明确提出，精神分析并不是给来访者做分析。比昂提到，精神分析师不应该去做分析，做分析本身就是错误的；拉康主张精神分析的重点在于，让来访者对自己做出解释；而比昂认为，精神分析是让来访者自己提出关于自己的创伤、问题的新的概念，从而松动原有的固化概念，并形成新概念的过程。

　　所以，我要强调，在新精神分析中，解释的主动权不在咨询师手中，而应该交给来访者自己（如图 12 所示），我们也不应该对来访者做分析。假如我们对来访者做分析，反而会干扰、诱导、误导来访者，从而导致来访者可能因为我们的错误分析而走向另一条歧路。

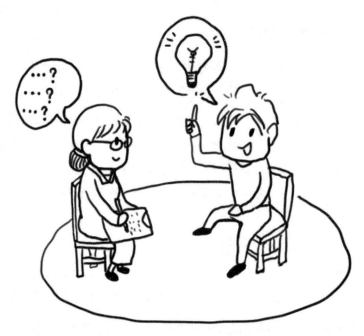

图 12　来访者自己为自己做分析解释

　　解释，作为一种技术，从最开始的核心地位，发展到后来被新精神分析这些流派所抛弃的地步。当我们理解精神分析的时候，一定要记住精神分析是处于不断发展中的，可能过去大家认为是正解的东西，后来却被发现反而成了影响来访者成长最重要的要素。所以，我们不能再牢牢地抓住给来访者做解释这种做法不放了。

有些大师们也提出过，关于精神分析的解释，最重要的根本不是解释，而是咨询师的态度。比如，有位大师说过，他从来没有给过任何来访者一个好的解释，只不过当他试图去跟他们谈论一些内容的时候，他能把持这种解释性的态度，使得来访者勇于去探索他自己，尝试着自己给自己做解释，这一点实际上更重要。

核心概念 25：恋母情结

弗洛伊德著名的恋母情结是潜意识、精神分析的一个核心概念。恋母情结（oedipuscomplex），亦译作俄狄浦斯情结。弗洛伊德所说的俄狄浦斯是索福克勒斯（Sophocles）所著的《俄狄浦斯王》一书中的英雄：他出生前就命中注定要杀父娶母，成年时发现自己已经在毫不知晓的情况下证实了这个命运。弗洛伊德说，如果阐释正确，那么这个神话描述了我们所有人的命运：男人女人，男孩女孩，无一例外。但他称他的阐释是"简化的"，是"图式化的"。弗洛伊德的很多概念都是围绕着俄狄浦斯情结而展开的，比如，俄狄浦斯情结首先是立足于性欲、性驱力的一个环节展开的；此外，俄狄浦斯情结同样是压抑进入我们潜意识的、深深影响我们的行为动机和选择的无意识力量。

对于俄狄浦斯情结的解决方法，弗洛伊德是这样认为的：来访者最终在生活中找到了一个和他的父亲或者母亲类似的人，通过这种置换的方式替代性地解决了问题。不过在解决问题的时候，可能会出现一些偏差。比如，我们在未来的婚姻、恋爱生活中真的找到一个人去替代我们的原生父母；看起来似乎解决了问题，可是有些人不会用置换的方式去解决问题，而是用凝缩的方法解决了问题。

这两者有什么区别呢？

置换说的是你对某个人有一些看法或感受，但把它转移到其他人身上或其他情况上。换句话说，找一个人来替换就解决或满足了。而凝缩是你毫无逻辑地把完全不同的想法、影像、客体表征，或者相近的或象征性的心理功能等联系在一起。换句话说，就是要找一系列的人物，对于每个人物，都可以在他身上找到关于自己父母的一部分影子，他需要很多人才能最终串起来，形成一个关于父亲或母亲的形象。不过，在凝缩的过程中，极有可能会使来访者的现实生活变得更混乱。

当然，关于俄狄浦斯情结，还有很多逸闻趣事。比如蒋介石在接受精神分析治疗时认为，来源于西方文化的俄狄浦斯情结和中国的传统文化是冲突的、不一致的。他中断和拒绝精神分析的原因就是在中国文化里并不一定会含有西方的俄狄浦斯情结，因为中国人对待自己的母亲是敬爱的。由此可以看出，世界上不同文化的人对于俄狄浦斯情结的看法是不一样的。

我们学习精神分析的时候，一定要立足于文化心理学这个概念。意思就是说不同的民族、不同的文化、不同的种族在表达同样一个情结的时候既有共同之处，又会有区别。

荣格在研究精神分析的时候，尽量地去寻找各民族的共同之处，所以荣格的分析心理学具有人类心理学和文化心理学的视角。

比如，在中国儒家文化里建立起来的孩子和母亲的关系，和西方的俄狄浦斯情结有明显的差异；而日本文化里和西方的俄狄浦斯情结与中国的母子关系也具有一定的差异性。

一般而言，中国人对待母亲的态度是敬爱的，而日本人对待母亲的态度有三个阶段。第一个阶段是爱他的母亲，第二个阶段会发展为恨他的母亲，因为他觉得母亲被父亲抢走了（见图13），第三个阶段会发展为原谅自己的母亲。所以，日本人对待母亲的态度和西方的俄狄浦斯情结也不一样。西方的俄狄浦斯情结实际上是孩子通过寻找母亲的替代品来最终解决这个问题。

综上所述，我们可以看到，在各种文化背景下，同样一个概念都会有差异性。我们在学精神分析的时候，如果看不到这种差异性，试图用一个概念来囊括全人类和不同文化，那么在做精神分析案例的时候，基本上就是错误百出了。

在这里，我想再强调一点，精神分析所有的概念都来源于西方大师的发明，但是当我们把它引入中国的时候，我们需要考虑以下两点：一要考虑在不同文化背景下它的差异性，二要考虑在一定的时代背景下它的改变性。只有你考虑到了这两点，你才有可能成为一名靠谱的心理学工作者。

那么，如何来看俄狄浦斯理论在多大程度上是靠谱的呢？

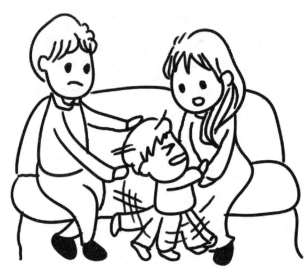

图 13　孩子和父亲争夺母亲的爱

　　首先，我们从心理学的角度来看一看俄狄浦斯。正统的心理学和精神分析一般分成两个不同的门派。比如，一个孩子在三岁时刚好处于荷尔蒙性激素发育的高峰期，这时孩子自然而然就会有性欲的冲动，孩子一定会把性欲的冲动指向与自己亲近的、最便利得到的一个异性身上。而这种性欲的冲动并不含有道德的成分。从这个角度而言，每个人都会有一个性欲指向异性的阶段，这个异性并不一定是自己的父亲或母亲。而是说，在某个时刻，孩子对与自己最亲近的某个异性都有可能产生这种性欲的冲动。这种性欲的冲动，在精神分析里我们把它叫作性驱力投注向某一个异性的客体。弗洛伊德把这种性驱力叫作力比多。

核心概念 26：力比多

力比多，即性力，是由精神分析大师弗洛伊德提出的。这里的性不是指生殖意义上的性，而是泛指一切身体器官的快感，包括性欲倒错者和儿童的性生活。弗洛伊德认为，力比多是一种本能，是一种力量，是人的心理现象发生的驱动力。

力比多被弗洛伊德认为是非常重要的概念，他用力比多作为载体来解释他所看到的一切精神现象，所以力比多也算是弗洛伊德最重要的一个概念了。不过，力比多被发现之后，很多心理学家、医学家特别反对这个概念。原因在于，我们无法在人的身体里检测到力比多。所以，这个概念是一个空想、臆想。

那么，力比多到底是否存在呢？

弗洛伊德认为力比多是一个载体，把力比多投注到哪里，人们就会产生精神上的吸引，或者叫作精神上被灌注的现象，所以，术语里有时也叫作力比多的投注，或者力比多的投资。

当力比多投注到身体的某些地方，甚至会产生一些躯体化的疾病；当力比多投注到我们之外的某些人身上的时候，就会产生一种高浓度的非常强烈的人际吸引。比如，当力比多投注到鞋子上的时候，就会产生恋鞋癖（见图 14）；投注到袜子、内裤、胸罩上等，就会产生恋物癖；还有投注到脚上的，比如我国古代的恋足癖。

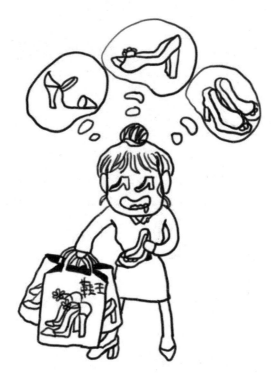

图 14　一个女人的恋鞋癖

　　于是，弗洛伊德就通过一个人力比多的特征来判断这个人的性格特点。比如，在临床上，有些人投注别人的特点是两极化的，今天是爱，明天是恨，就像边缘型人格障碍一样，这种投注的风格就是极端化的风格；另一些人力比多投注的风格是偏执的，意思是只对某一件事、某一种现象、某一种思维方式投注，只看到某一方面，我们把它叫作偏执性的特点；还有一些人，他的力比多就像胶水一样具有黏性，似乎黏上你了，甩都甩不掉。那么，这个人的力比多投注的特点是具有黏性的性格。

　　精神分析的过程就是让来访者把他的力比多转移、投注到分析者身上，于是就产生了另外一个概念——移情。不过这是弗洛伊德的解释，因为在解剖实验里，我们看不到人身上有力比多。

　　不过，人类学家为我们开启了一扇窗户，帮助我们更好地理解力比多。人类学家认为，弗洛伊德所提出的力比多，指的是荷尔蒙的组织方式。大家在刚开始了解力比多时会认为，它既然是一种性驱力，那应该是一种性激素吧？如果单纯是性激素，似乎还不能完整地说明这个问题。所以，我们要把这个概念说得更完善些，可以认为它是荷尔蒙。

力比多往哪里投注，实际上代表着荷尔蒙往那个方向去组织。一个人有什么样的性格，就相当于这个人的荷尔蒙是用哪一种方式来组织在一起的。刚才提到的力比多的黏性，就相当于一种荷尔蒙的组织方式。每一个人的性格有不同的荷尔蒙组织方式，例如，有些人总是怒发冲冠，遇到一点小事就非常生气，他的荷尔蒙组织方式就是这样的。当谈到荷尔蒙的组织方式时，很像是心理学里所谈到的黏液质、抑郁质等。

如果要改变一个人的性格，就要改变一个人的荷尔蒙组织方式。比如，有些人通过修炼、打坐、养生、静心，他的荷尔蒙的组织方式不再像过去那样怒发冲冠，平静下来了，他的力比多投注的组织方式也就改变了。这是人类学家对于弗洛伊德提出的力比多的一些看法。

结合人类学家的观点，再来理解力比多这个词，似乎就更好理解了。不过，最重要的是，弗洛伊德用力比多这个词想要告诉我们真正重要的东西是：心理学是心身一体化的。了解任何一个心理学现象，或者人类的精神现象，都必须要理解它在我们身体的内分泌系统中所产生的实际作用和影响。

后续的很多精神分析的继承者不太谈力比多了，这实际上是一个重大的失误。因为不谈力比多，就割裂了精神和身体的联系。

人的身体总共分为三大部分：神经系统、内分泌系统、免疫系统。力比多这个词实际上就是试图让我们把神经系统和内分泌系统联系到一起。所以，这个词不管有没有，能不能解剖到，都是不能被放弃的概念，它使我们理解到人类的三大系统之间所产生的这种联系和关系。神经系统的任何一个变化，都会引发内分泌系统的变化，这两者是一致的。所以，如果丢掉了力比多这个概念，再去看案例，就丢掉了弗洛伊德最想提醒我们的那一点。

核心概念 27：阉割

谈完了力比多，另一个概念也就应运而生了，那就是阉割情结。

阉割情结亦称"阉割愿望"或者"埃休姆情结"，是弗洛伊德精神分析中的理论术语，指男孩害怕丧失生殖器官，女孩幻想曾有过男孩生殖器官但后来被阉割，因而感觉非常惶恐。"阉割情结"与"俄狄浦斯情结"息息相关。它也是一组思想和感觉，有时则是它们的综合。它们聚焦于一种恐惧感上，即个人潜意识里时常无缘无故地出现被切除掉性器官的恐惧。这种恐惧，比起一个人在意外事件中可能会被弄瞎眼或折断腿的恐惧要严重得多。它是一种特殊而令人印象深刻的恐惧，这种恐惧只集中在个人的性器官上。我们常用俏皮话来代替不愿意直接说出口的话，因此我们可以时时在无所忌讳的幽默里发现阉割的影像。

换句话说，一个小孩小时候指向与自己最亲近的某一个异性的力比多的冲动（或者叫作力比多的投注，或者叫作荷尔蒙产生的一种组织方式），这种情况是得到允许还是遭到拒绝呢？遭到拒绝的情况就叫作阉割情结。

阉割分成两种：一种是实际上受到了来自大人的拒绝；另一种是当事人在精神上想象着别人对他实施阉割。所以，既有真实的拒绝，也有想象的阉割。

一般认为，如果想象有人对你实施阉割，在想象的过程中，非常容易使自己产生精神症状。

对于阉割，其实拉康和弗洛伊德还存在一些差异性。拉康对阉割分得更细。他认为，小孩刚生下来要吃奶，稍大一些后母亲就说："你长大了，不能再吃奶了。"这是一次阉割。小孩很早的时候，将接受来自母亲对他的阉割。接下来，他想更加亲近地和母亲在一起，包括会产生更多的依恋，甚至是欲望的关系。这时父亲出来了，对孩子实施了拒绝，阻止孩子过多地黏着母亲。那么，这时就发生了父亲对孩子实施的

"阉割"（见图 15）。其实，在父亲对孩子阉割之外，孩子进入社会，比如在幼儿园上学，老师还会对他实施管教的工作。这些管教工作的实施也是一种阉割，一般把这种阉割叫作社会的阉割。所以，人在一生中经历的阉割会非常多。新精神分析认为，一个人经历这么多阉割之后，假如还能幸存（精神上）下来、保持一定的精神独立性，随着他慢慢地成长、长大，他将拥有更多的精神自由。如果他能够坚持实施自我管教，也就是自我阉割，那么最终他很可能会实现荣格所说的自性化；能够和社会达到一种和谐共存的状态，并且比较容易适应社会规范，但又不完全以社会规范为自己的要求。

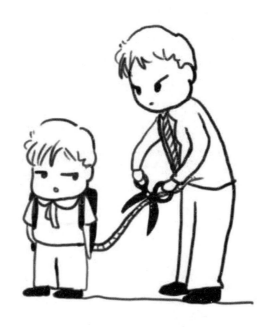

图 15 父亲对孩子的"阉割"

在正常情况下，孩子经历了母亲或父亲对他实施的阉割之后，将一步一步从原始的动物状态转变为走向社会的状态。但是在一些特殊的情况下，这个孩子也许并没有经历关于父亲对他的阉割，比如父亲经常不在家，或者父亲经常管不住、顾不上管，等等。孩子实际上会在自己的精神世界里产生对自己的阉割的自我想象。孩子为什么会出现这种想象呢？因为他会拿同龄人与自己做比较，发现别人的父亲会管束、管教孩子，会阻止孩子更加靠近母亲，为什么自己却没有呢？所以，他为了寻找和其他孩子一致的特征，会在精神世界里想象自己被阉割。

关于阉割，弗洛伊德最早的案例是关于狼人的案例。这个案例比较著名的一点就是，来访者在想象自己似乎被某种东西阉割，为了能够真正地实施这种想象的阉割，来访者甚至会用刀在自己的身上划开一个小小的伤口。但是由于这种阉割是虚假的，来访者并不是真正地走向社会，只是在精神上通过这种自己想象的阉割，来完成与他人的一致性，从而减少自己在与他人不一致时所产生的某种焦虑状态。所以这种自我想象的阉割是不靠谱的。

那什么样的阉割是靠谱的呢？

阉割是一项技术活，阉割不好会过度。比如，大家可以看到，有些民族、有些文化、有些国家的人就会呈现出一种过度阉割的状态。还有些人阉割不足，就会无法进入社会，产生社会适应性的问题。所以阉割能否恰到好处地实施，代表着父亲、母亲如何做好平衡，也就是在给予孩子滋养和对孩子进行管束之间寻找到一个恰当的平衡。这个恰当的平衡要想实施好，父亲的工作必不可少，而且非常关键。但由于很多课堂只教大家如何做一个好的母亲，却很少有教大家如何做一个优秀的父亲。所以，做父亲是一项技术活。它关系到阉割能不能顺利进行，能不能顺利将孩子送入社会。

核心概念 28：父亲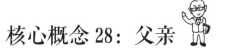

　　"父亲"这个词在不同的流派里说法不一。弗洛伊德流派更多的是把父亲当作俄狄浦斯的投射作用而存在的。比如女孩会对父亲产生俄狄浦斯般的情感，指的是一种投注的对象；拉康认为的父亲不一样，他认为父亲是法律、法规、家庭秩序以及社会文明规范的隐喻。为什么母亲不能作为隐喻呢？原因就是人类从母系社会进入父系社会时，整个社会的基本组织方式是以父性、男权为主的，因此父亲就变成了一个隐喻。父亲的作用不仅仅是弗洛伊德所说的是一个俄狄浦斯情结投注的对象，也不仅仅是父亲在弗洛伊德理论中代表的阉割的具体持刀人。在拉康这里，父亲所指的功能还代表着他帮助孩子去认同社会。由于父亲的功能非常多，在拉康这里，人们对父亲的作用就给予了更多的关注。

　　俄狄浦斯情结讲的是三角关系——父亲、母亲和孩子，而父亲是三角关系稳定的重要保障。如果没有父亲的存在，那么，男孩就无法发生性别的认同，无法发生英雄形象的认同，无法借助父亲的法律规范顺利地进入社会，从而对社会产生更好的适应性。如果没有父亲，一个孩子就会觉得自己失去了力量之源；如果没有父亲，孩子就可能对母亲产生过度的依恋，以至于不能接受社会阉割。

　　有人问，如果真的没有父亲怎么办呢？如果真的没有父亲的话，就得有其他男性来充当这个身份，于是就有了"父亲之名"的说法。所以，并不一定非要是父亲，而是需要一个男性的形象在家里来完成这些功能。不过有时即使父亲似乎存在着，但他没有发挥父亲的功能作用，在家里没有应有地位的时候，也会出问题。具体包括，比如母亲无意之中削弱父亲的形象，母亲的作用降低父亲在家庭中的地位，这些都使得父亲的真实功能可能会被减弱；还有父亲在家里由于长期身体存在，但精神不存在，比如不能对家庭产生支持性的作用，不能帮助孩子产生成长和认同，父亲更多的时间可能沉迷于他所喜欢的东西（如玩手机游戏），在这些情况下，父亲的作用都不能帮助孩子完成社会化的过程。

在来访者的具体生活中，其实多种多样的情况都有可能存在。这时，就不仅仅需要有父亲，而是产生了父亲之名。意思就是，只要有这么一种男性的形象能够提供给孩子，只要有这么一个男权的东西能帮助孩子认同社会，都可以产生这种作用。有时可以让孩子跳过父亲去认同其他的男性，比如爷爷，或者家族里有一个更能够让孩子认同的男性形象都是可以的，甚至类似舅舅这样的形象都能帮助孩子完成父亲之名。

在拉康的精神分析里，提到了"一个孩子必须要与祖先相遇"，这个祖先的"祖"字就代表，暗含着男性文化的身份能够出现在孩子的精神世界中。在以往很多的案例中，经常发生的现象就是由于孩子觉得父亲不够英雄、过于软弱，或者不够成功等，无法对父亲产生认同，继而在社会化适应过程中产生出一系列问题。在我国儒家文化里，有一些方法可以用来弥补这一缺失，比如修家谱、祖谱，包括定时地去祖坟祭拜，都是一种和祖先相遇的方法。

还有一些自恋的母亲，她们会夸大自己对孩子的重要性，这就使得孩子对母亲的认同过度而无法完成对父亲的认同，严重的情况甚至会使孩子怀疑和质疑自己的起源问题。所以，"爸爸去哪儿了"不是特别重要的问题，最重要的是"父亲去哪儿了"。为什么这样讲呢？因为爸爸更多的时候只是家庭中的一个男性，而父亲所隐喻的则是社会规范的一个社会化过程。

有人就会因此产生这样的疑问：如果一个家庭不要男人、不要爸爸、不要父亲，一个女人充当两种角色行不行呢？答案是否定的。如果一个人充当两个身份，那么就使得一个孩子在一个女性形象上要完成两种认同，被迫要把母亲形象分裂成两个不同的母亲。这对孩子构筑他的精神世界而言是有问题的，会引起一些严重的后果。此时，孩子的精神世界里就会内化出像父亲时候的母亲，和像母亲时候的母亲这种奇葩的现象，并可能会导致孩子既不能完成对母亲的认同，也无法完成对父亲和男性的认同。

核心概念 29：阴茎崇拜

这里讲阴茎不是污，在精神分析里，有好几个概念实际上指的是一件事，比如阴茎、阳具、菲勒斯、父亲，都是类似的概念，只不过各有差异而已。当用动物的生殖器来看待时，可以把它叫作阳具或阴茎；当用人类学观点看待它时，它代表的是父权，也叫作男权。

女性被男权、父权压抑了好几千年，好不容易得到解放。如今，妇女能顶半边天，于是有些女权主义的精神分析流派认为，弗洛伊德典型地歧视女性，男权文化思想严重。他所说的很多词汇都可以看到是表露出男人的词汇，没有为女人考虑过。他所描绘的精神世界里面全是充满了斗争、战争、冲突，这些都是男人的思想。为什么这是男人的思想呢？因为男人的世界里总是充满了战争、打斗，通过这种方式来分天下、分家产、分女人。

站在科学的角度看，什么叫作阴茎崇拜？比如，一个女来访者说自己做梦，突然梦到自己长满了阴茎，此时我们就要考虑此人是不是有男权文化崇拜，或者对男人所拥有更多的权力的一种嫉妒呢？这种情况，我们就把它叫作阴茎崇拜，或者阳具崇拜。

有人会说，光讲男性，不讲女性，但其实男人也会嫉妒女人的。于是女权精神分析者发明了对应的词汇，比如子宫嫉妒。其实，可能很多男性真的有子宫嫉妒，甚至可能还有乳房嫉妒也说不定。不过在临床上，的确可以看到这样的现象。

有些女性会把自己打扮得更加男性化，通过说男人的一些语言，包括男性骂人的语言，走路姿势像个男性，不认同自己的女性身份，甚至对自己的女性身份还有些不满，这种情况下，的确有点阳具崇拜和阴茎崇拜的影子了。

产生这一切的根源在于社会文化，这种现象最初是从家庭文化中开始的。比如，在一些家庭里，母亲幼时受到这种男权的压迫，所以本身对自己的女性身份不认同，当自己步入婚姻后，可能产生一种精神的继承现象。在一些影视作品里，也有反映对女人贬低的现象，比如把女人说成"红颜祸水""头发长见识短""胸大无脑"等。的确在有些传统封建文化比较严重的地区，很多家庭会有这种现象。他们贬低女孩，认为女人就是赔钱货，从小给女孩定下的目标就是以后嫁个有钱人等。这些家庭文化的偏见，让孩子产生对自己女性身份认同的障碍，从而可能诱发孩子产生阴茎崇拜。

弗洛伊德把这种现象叫作女性所拥有的一种阉割情结。弗洛伊德是这样看的：有些女性会认为自己本来是有阳具的，但是因为犯了错误或者被阉割了，于是成了一种缺陷——这是弗洛伊德的解释。

我认为，在培养一个孩子的过程中，最重要的就是要产生自我认同的同一性，认同自己的身份，认同自己的身体，认同自己的性别。

在互联网时代，男性和女性很多身体上的差异会在互联网空间里消失。网络上每个人的性别都可以转换、都可以匿名，男女之间的身体差异变得不重要了，人和人之间真正建立在文化、知识、智力、智商和情商等方面的比较中。因此，互联网时代提供了一个更加公平的平台空间。男人的优势会在这个过程中慢慢地降低，而女性的优势也许会更好地发挥出来。道理非常简单，男性拥有 X 和 Y 两种染色体，而女性只有一种 X 染色体，因为男性有一个 Y 染色体，这个 Y 染色体是从父亲那里遗传来的，母亲是不具备 Y 染色体的，父亲也只有一个 Y 染色体，这样他们遗传给后代的机会的比例是 1：1。所以相对而言，男性更容易患遗传疾病，且男孩在出生养育的过程中死亡率更高，女性的免疫系统各方面都显得更加完善，平均寿命还会比男性长。总之，做女人的好处数不胜数。

随着人类文化的发展进步以及科技的发明创造，在临床上阴茎崇拜的现象慢慢地会越来越少。

核心概念 30：菲勒斯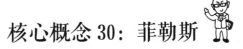

　　"菲勒斯"这个概念，我在前面讲阴茎崇拜或叫作阳具崇拜时提到过，这里展开说明一下。菲勒斯是拉康流派的一个概念，不过在弗洛伊德的理论中也有一些影子。弗洛伊德非常了不起，实际上他把精神分析各个流派可能发展的东西都已经预先地铺开了摊子。比如，在哀悼与抑郁症方面，其实他的理论中已经出现了一些后来客体关系的影子，他还提出了与阴茎、菲勒斯类似的一些说法。

　　到底菲勒斯指的是什么？拉康认为，菲勒斯和阳具看起来是一回事，但是还是有一些区别的。有什么区别呢？我们可以认为阳具或阴茎是生物学概念的一个生殖器，这个生殖器的英文是 penism。而菲勒斯其实就是生殖器变成语言后的一种符号化的代表物，也可以理解为性欲，从生物的性欲变成了社会的性欲，也可以进一步地简化理解为菲勒斯代表了一种男权，继而还可以认为菲勒斯代表的是父法，也就是父亲制定阉割的法律。

　　当孩子开始走向菲勒斯，代表着孩子已经开始接受父法，代表着他在家庭生活中必须逐渐地接受按照父法的要求与母亲保持适当的分离，这样才能让自己进入到社会化自我的过渡期，然后通过家庭关系，继而有一天走入社会，这时才算是拥有了社会适应性。

　　要想理解这个概念，就要站在概念之外来理解精神分析。这时你就会发现虽然精神分析的概念看起来很复杂、很烦琐，看似一堆无用的东西，实际上讲的道理却很简单、很浅显，只不过不要尝试用术语去理解它，那是一种学习精神分析的错误方法。

　　事实上，像菲勒斯和阴茎这样的概念，到底该怎么去理解它呢？如果听过崔健的歌曲就好理解了。他创作的一首歌曲就说出了一部分关于我们继承了别人的欲望，相当于我们把生物学里的性欲转化成了社会性欲的过程。他创作的另外一首歌曲更加直白地表明了什么叫作菲勒斯。歌词"我的理想就是那个，那个旗子包着的盒子"里，就隐喻着小孩生物学的性欲转化成了社会学的性欲。那么，这个盒子里装的是什么呢？我们从来都没见过。它指的是我们始终被一种社会的欲望往前推动着，去追求功名利禄等东西。在追逐的过程中，我们生物学的性欲就被压抑，而社会学的性欲就变得亢奋起来，这就是歌曲主要想表达的含义。

正是因为人们的生物欲望被转化为社会欲望，并且还不允许随时地能够满足这种社会欲望，它必须是空的，因为"空"才能包罗万象。这样才能吸引着你，但是又让你无法得到，这就又构成了一个欲望，这种欲望构成了一种缺失。这种缺失无论对男性还是女性来说都是一样的，都代表着我们被迫要去将其填满。于是在社会生活中就产生了一种动力，让我们沿着社会的欲望，按照社会规范的要求去奋斗。

核心概念 31：客体关系

"客体关系"是精神分析第二个阶段的一个重要概念，从弗洛伊德流派进入到客体关系流派，代表着驱力的理论被彻底转移了！

在弗洛伊德流派中，驱力代表的是性驱力；在客体关系流派中，驱力代表的是母婴驱力，这意味着孩子不再以性驱力为主，而是以母婴驱力为主。

不过，按照人从小到大的发育过程，我们认为应该是客体关系在先，弗洛伊德性驱力的俄狄浦斯关系在后。因为孩子首先发展的是和母亲的关系，所以客体关系流派应该是在俄狄浦斯之前的一个发展阶段。

那么，到底是性驱力对，还是母婴关系的驱力对呢？其实两个都对，只不过分别对应着人不同的发育时期而已。

从"我思故我在"的角度来看，客体关系代表着站在另一个角度可以认识自己。所以，有些人说"中国的哲学从来就没有进入到客体关系的时代"，意思是说我们没有发展到一个人和客体关系的分离状态，因为我们和母亲始终是一体化的。

客体能够产生客体关系，代表着婴儿的人格已经产生初次的分裂。在这次分裂中，婴儿产生了自己和客体，并且把母亲的客体通过内化、认同、内射的方式吸引到了自己的人格内部。这时他的人格内部整个都是他自己，只不过里面分成了两部分，一部分是内化进来的"妈妈客体"，另一部分是相对"妈妈客体"的他自己。这时，就产生了客体和自体的关系。所谓的客体关系，其中一种指的就是客体和自体的关系。

但是，客体关系并不仅仅指的是客体和自体的关系，还包含着一部分客体之间的关系。例如当婴儿最终进入到俄狄浦斯期时，他也会把父亲的客体关系通过内化、认同和内射机制的方式吸引进来。这时，孩子的人格内部就会包括三个部分：一个就是关于自己的那部分，另一个就是内化进来的母亲的那部分，还有一个是内化进来的父亲的那部分。图16生动形象地描绘出了孩子的人格内部的三部分。

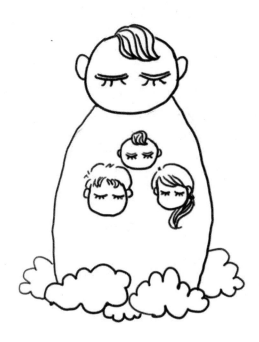

图16　孩子的人格内部

这三个部分彼此之间是相互分裂的。一个孩子将对应着一个父亲、一个母亲，而这时，母亲和父亲二者在外部生活中的关系也会同时通过内化和内射的机制进入到孩子的人格内部。于是，外面的父母是什么样子的，孩子内部的父母的客体也将会是什么样子，这其实也是一种客体关系。

随之而来的概念还有很多，例如部分客体。部分客体是指婴儿并不是完整地认识了母亲，他只认识母亲身上的一部分，也可以说乳房就是这个"部分客体"。拉康认为男人认识女人，其实也只是认识了一部分，认识的是一个器官、一个部位，男人认识的并不是完整的女人形象。

客体关系流派理论主要想告诉我们，一个人如果有精神病或者躁狂症，那么它并不是因为外界的刺激所诱发出来的。

有一次，我讲精神分析课谈到被诱发出精神病时，下面有学员总是试图想寻找外在的原因。其实外在的原因并不是主要原因，一个人所诱发出来的精神病，在客体关系流派看来，外界只是诱因，最根本的是他内部的客体关系中本来就拥有一些刺激性的因素，这些因素构成了他的分裂。例如边缘型人格障碍的人的内部的客体就呈现出两极化的特征，一极是这样，一极是那样，时好时坏，使得它们更容易被外界的某些因素所诱发，让自己内部再次体验到这种分离、分裂的状态。

在此，我想强调一下，到了拉康理论阶段，就已经不再谈客体了，只谈一个人和自己的欲望之间的关系，不再谈客体关系流派所探讨的这些概念。也就是说，学了拉康就再也不用学客体关系了。

核心概念 32：自体客体

"自体客体"也叫作"自我客体"，来自科胡特的研究。在讲这个概念之前，我们先把精神分析的家谱梳理一下，以便大家理解它的传承关系。

精神分析第一人是弗洛伊德，之后产生了客体关系流派，客体关系流派研究自体和客体，客体关系流派再往下就有了自体客体。有时，我们也把科胡特所研究的自体客体、自体心理学与客体关系流派合在一起。自体客体主要研究的是自恋，客体关系主要研究的是母婴关系，弗洛伊德主要研究的是性驱力和俄狄浦斯关系。

这样大家可以看到一个传承的概貌，不过，这还不是精神分析全部的家谱，精神分析全部的家谱还要加上拉康以及其他社会心理学的精神分析流派，例如沙莉文等。精神分析的族谱太大了，在此我们不再讨论，先来看看自体客体。

学习精神分析首先要和自己的大脑产生一致性，我们的大脑分成左、右脑，有些人在学精神分析时会画思维导图。如果我们要学复杂的精神分析概念，仅靠思维导图是学不懂的，需要建立具象化思维才可以（如图 17 所示）。

举个例子，一个人身高是 1.8 米，体重是 90 千克，这是一个挺胖的人。这就是由他的身体所概括出来的本体感，相当于他的形象。一个人形成的关于自己的形象，我们把它叫作自体表象。一个人形成的关于他人的形象，我们把它叫作客体表象。

对于上面那个挺胖的人，他本来就是这么大的块头，但是他要放大自己的自体，结果自体膨胀了，甚至膨胀到把对面的人也纳入自己的自体范围内，这种情况就像是一个人扩大了自己的人际边界，把别人也包括了进去。我们把这种情况叫作自体客体，即一个人在人格膨胀之后把对面的客体纳入自己的自体范畴。

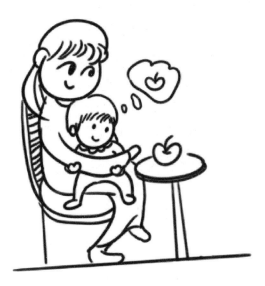

图 17　具象化思维

　　大家都知道，每一个人都有自己的人际边界，谁也不愿意自己被纳入到他人的自体之内。那么，为什么有人会做这样的事呢？我们延用另外一个概念可能更好理解一些，那就是内射或者内化。我把你纳入我的自体范畴，这样我就可以更好地去操纵你、控制你，甚至我对待你就像是对待我身体的某一部分一样。

　　例如，某人是我的左手，第二个人是我的右手，第三个人是我的左腿，第四个人是我的右腿，我把我的四肢都对应上。这四个人就变成了我的四大金刚，每个人都是我人格的一部分，他们不是真正的人，他们为我所用，他们不具有独立的人格，是依附于我的，甚至他们就是我的手脚。中国古代有一句话叫作"手足"，你有多少手足、有多少左膀右臂、有多少人在帮你，就有点像自体客体的概念。

　　这其实是源于我们婴儿时期的体验。一个人在小的时候必然会把母亲通过内化、内射的方式吸引到自己的人格里面，母亲这个客体就变成了他的自我客体，或者叫作自体客体。这样可以再次让一个孩子延续关于母子一体性的幻觉体验。

　　不过，随着我们慢慢地长大，我们就不会再动用这种机制了，也就是说，我们的自我和客体会产生分裂和分离。但是，如果一个孩子在被养育的过程中，他的母亲或者其他养育者没有尽到本该尽到的本分，那么孩子在把母亲的客体纳入他的人格内部的过程中，会始终觉得这个客体是一个空壳，不是真实的。所以，在他的成长过程中，他必须不断地去把新的、身边的人纳入进来，来填充他的那个空的客体表象。

边缘型人格障碍患者在做临床心理咨询时，经常会说："我感觉好空虚，我感觉我的内在是空的，什么都没有，空荡荡的。"记住，这可不仅仅只是一个描述或者比喻，这是当事人、来访者真实的体验。因为早年他的养育者的确是一个空的表象，不是实实在在存在的，他必须要在后天长大之后不断地把身边的人纳入他的人格体系中，于是就产生了自恋型人格障碍的一些病症。

核心概念 33：理想化移情

前面我们谈到了自体、客体，那么，一个人总是习惯性地把别人纳入自己的人格里，把别人当作自己的一部分，产生自体、客体的现象，我们该如何治疗呢？

在治疗的过程中，我们需要引入两个新的概念，一个叫作镜像移情，另一个叫作理想化移情。

移情是指过去在现在的重现，就是我们跟现在的人打交道，只是照搬了以前的关系的模式而已。

下面我们先来讨论理想化移情。

既然是理想化，一定就是一种想象中的美好愿望。理想化移情是指来访者把咨询师用一种理想化的方法来感受。在理想化移情阶段，咨询师对来访者而言就是一个完美的、美好的、绝对正确的、从来不会做错事的客体。通过这种理想化的移情，来访者把理想化的咨询师通过内射的方式合并进自己的人格内部，会觉得自己也好像变得有力量、很优秀、很完整了。

在互联网时代，有些人也会把网络变成两种不同的移情风格。有些人把网络当成镜像移情去感受，还有些人把网络当成理想化去感受。比如，一个男士在网络上和一个姑娘聊天，或发生网恋，就容易发生一种理想化的移情，但往往容易"见光死"。

为什么一个人会在网络中把对方，甚至是从未见过面的人想象得这么理想化呢？这其实源于一种饥饿感，也可以形容为曹操的"望梅止渴"，意思是，因为肚子很饿，就想象对面是一道美食。同样，在来访者小时候，他的母亲或者某个养育者在被他内化的过程中，内化进来的是一个空的东西，因为养育者没有提供足够的、实在的、快乐的、美好的体验，所以孩子在精神上是饥渴的。精神的饥渴使得孩子在长大后只要有一种趋向产生的时候，就必然很容易发生对对方过度理想化的情况。

这种理想化的移情在心理咨询中是最常见的，因为来访者总会把对面的咨询师想象得特别美好。我一直鼓励大家当一名咨询师，很大原因在于，不管你长相是美是丑，是聪明还是愚笨，来访者都会把你当作精神大师、精神导师，当作能拯救他的那个人。所以，骗子之所以容易成为骗子，不是因为骗子技术高明，而是对方把他理想化了。

我们在具体做精神分析案例时，如果来访者是一个有着自恋型人格障碍的人，他会把咨询师当作客体的一部分纳入进来。有些人认为这个过程是分阶段的。我认为，这种阶段性并不是十分明显。事实上，来访者在一次咨询里可能会有几种状态同时出现，并不一定严格按照所说的规律性的方式出现，因为他的精神世界实际上是不稳定的，是具有跳跃性的。

比如，一位来访者在把对面的咨询师当作自体、客体之后，本质上会有三个阶段的移情过程。

刚开始是把咨询师理想化。来访者前两次做咨询时，会拼命表扬咨询师，说咨询师非常好。我曾经遇到过一个人，他给我写了一封很长的邮件，把我一顿吹捧。我突然觉得自己像上帝一样，浑身是光。之后，他开始贬低我，又写了一封非常长的邮件，诉说我的所有不是，那一瞬间我突然感觉自己是到地狱去拯救众生了。他可以让你在一天之内从天上坠入人间。所以，每一位咨询师上辈子都是折了翼的天使。

总之，来访者在第一个阶段会对咨询师进行理想化的移情，第二个阶段会对咨询师进行反映性的移情，第三个阶段会对咨询师进行孪生镜像般的移情。

这三种不同的移情都是精神分析的概念。

核心概念 34：镜像移情

镜像（mirroring）原意是指一个磁盘上的数据在另一个磁盘上存在一个完全相同的副本。镜像是一个反映，所以镜像移情又称作反映性移情。

科胡特早年把移情分成理想化移情和反映性移情两种。后来他认为，另我移情才是真正的镜像移情，所以他又把"另我移情"从反映性移情中独立出来，自成一体，形成镜像移情、理想化移情和反映性移情三者并列。

孪生镜像移情是指"我要找一个像我一样的人"，反映性移情是指"我要找一个人来反应我的存在"，是找存在感，就像在朋友圈里发照片要很多人点赞一样。

反映性移情的背后是一个自卑的自体表象，而孪生镜像移情是要找一个与自己一样的人。"双鱼玉佩"就是两条鱼一模一样，产生一种镜像关系，这叫作孪生镜像移情。也有人把这两种移情放在一起，统称为镜像移情。

大家可以这样来区分这三种移情，镜像移情可以分成两种，一种是孪生镜像移情，一种是反映性的镜像移情。第三种是理想化的移情，代表一个人必须要将别人理想化，很多来访者总是不断地理想化他的咨询师，其实是他有一个自卑的自体表象。

为什么来访者一会儿是理想化移情，一会儿又是镜像化移情，一会儿是自卑的，一会儿又是自大的呢？

这就涉及自恋人格障碍的问题，自恋人格障碍的特点就是自卑，为了防御自卑又把自卑转化为自恋，所以会把对方理想化。它们实际上是两种极端的自我在人格里互相打架，一会儿是 A，一会儿是 B。

我们在谈到精神分析的概念的时候，必须要区分我们谈的是人际关系，还是人格关系。关于人际关系和人格关系的区分，后面会专门讲解。

现在我们讨论的是反映性的镜像移情。反映性的镜像移情是来访者需要咨询师去捧着他，也可以认为和前面讲的理想化移情刚好是相反的两面。

理想化移情是来访者把咨询师理想化，仰视咨询师，将咨询师美化，让咨询师感觉很棒，所以，很多咨询师喜欢充当来访者的理想化移情对象。但是反映性移情是来访者需要咨询师不断地对他做出反应，不断地认可他、关注他、重视他、看见他。很多咨询师不喜欢这种感觉，因为这种反映性的镜像移情需要咨询师围着来访者转，去满足来访者精神的饥渴。不管来访者说什么，想要什么，咨询师都要无条件地认同他。在这种认同的过程中来访者想要夸张的、夸大的自体表象就被激活了。

什么是夸大的自体表象被激活了？

有着自恋型人格障碍的来访者心里有三个自己：一个是自卑的自己，对应着外面一个理想化的咨询师；另一个是自大的自己，对应着的是一个需要能认同他的自大的咨询师，这时咨询师要做一个无条件地捧着来访者的好人、善人、爱心大使；还有一个是孪生镜像自体，这时咨询师与来访者之间就像是一个人一样。这样，来访者内部的自体就分成了三种。

这种分法告诉我们，如果咨询师能呈现三种不同的样子，就能分别激活来访者内部的三个自己。如果扮演一个爱心大使，那来访者内心的那种渴望被咨询师夸大的自体就被激活了；如果扮演一个理想化的自体、一个大师的形象，那来访者内部那个自卑的自己就被激活了，产生理想化的移情；如果扮演一个和来访者一模一样的人，那来访者心里那个孪生镜像移情的自我就被激活了。

咨询师可以激活来访者心里不同的自己，当咨询师激活来访者夸大性的自体时，就产生了一种镜像移情。当这种镜像移情是一种反映性镜像移情时，来访者会变得活跃、自信、爱表现，认为自己无所不能，做咨询时胆子很大，什么都敢做，甚至敢辞职，在这个过程中来访者似乎所有的症状都消失了。不过，如果咨询师偶尔做得没那么好，给来访者一点小小的挫折（挫折不能太大，太大了来访者就脱离了），这时来访者就能慢慢体验到在大的成功背后有一点小小的受挫感，这种小小的挫败感会让他有失败的体验，会让他警觉、有点失望，但是慢慢地又增强了他处理失望和失败情绪的能力。这种情况下就会产生科胡特所说的"内化的转变"，这时咨询师和来访者之间就完成了一项工作，似乎来访者通过这个过程慢慢地也拥有了一定的、可以受挫的能力。

核心概念 35：孪生镜像移情

有些人也把孪生镜像移情称作"另外一个我的移情"，这和拉康的概念是不一样的。拉康的镜像移情指的是镜像我；科胡特所说的孪生镜像移情的关键节点在 4~6 岁，而拉康则认为镜像我出现的时间是一岁左右。两人认为的术语不一样，概念不一样，连发生的时间点都不一样。

无论是孪生镜像移情还是拉康所说的镜像我，大家都可以做一个实验来看一下。虽然科胡特认为 4~6 岁是孪生镜像移情的关键节点，其实在一岁的时候，孩子们就会对一件事情感到特别欣喜，那就是别人去模仿他。这说明孪生镜像移情发生的时间可能还要更早一些。在持续的发育过程中，一岁到二岁，甚至到八九岁，孩子都特别喜欢我们模仿他的动作。这时相当于我们和他产生了一种孪生镜像关系，我们就像他的镜子一样，这种孪生镜像关系也叫作孪生关系。

那么，家长们可以在家里用孪生镜像的方法和孩子做一个小小的游戏：家人围成一圈，让孩子站在中间，游戏开始，由孩子根据自己的喜好，随机做出各种动作，站在外围的家人同步模仿孩子的动作（见图 18）。在这种情况下，孩子会特别欣喜，甚至狂喜，原因在于我们满足了他那种孪生镜像的自恋感觉。

我在给自闭症儿童中心的老师上课时，会特别提醒他们孪生镜像是一个人学习的一种最重要的方法，是一种模仿的工具，而自闭症儿童最大的特点就是很难与对方发生一种孪生镜像关系。因为不能模仿他的训练老师、他的母亲，所以也学不会表情，学不会情感表达，学不会语言，更无法和他的训练老师之间产生"双向模仿"的互动关系，结果就是你模仿不了我，我也模仿不了你。

针对这种情况，我给做自闭症训练的老师和自闭症儿童的家长们提供了一种特别好的训练方法。

首先，咨询师或者训练师应该主动地去镜像自闭症儿童。当我们主动地镜像自闭症儿童时，他会发现有一个和他一样的人，这样会促使他们或激活他们内部的那个孪生镜像的自体。这个孪生镜像的自体被激活后，孩子会发现"外面有一个人虽然看起来比自己大一点，高一点，头发也不太多，但是他做的动作和我是互相镜像的，我做什么，他做什么"。这时孩子就产生了"你是我的一部分，你就是另一个我"的被称作"另我移情"的感受了。

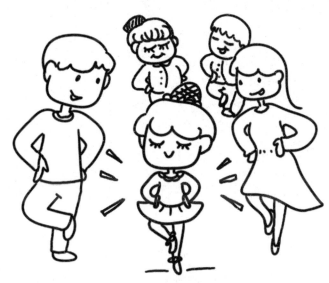

图 18　大人模仿孩子的动作

　　当孩子产生这种感受时，他就可能逐渐产生另外一个反应，那就是：老师做了什么，他就会模仿老师做什么。这就形成了自闭症儿童学习的关键——模仿。

　　这对于正常儿童道理也是完全一样的，特别是对那些自恋受挫的、自卑的孩子，通过这种孪生镜像训练能够很好地补偿孩子那种需要被镜像的自恋感受。

　　在舞动治疗里，有一种训练方法就是镜像训练，即两个人互相模仿做动作，你做我的镜像，我做你的镜像。儿童世界里的镜像训练可以补偿儿童缺失的那种自恋感受，但在成年人的世界里是不够的，单纯地通过在舞蹈训练里进行镜像治疗或舞动治疗并不足以治疗来访者的自卑体验。

然而，在青少年阶段，例如八九岁之前的任何一个阶段，孩子都可以完成这种镜像训练，可以通过镜像训练补偿他的需要被镜像的那部分自体。

在科胡特关于自恋的治疗中，来访者就希望咨询师能够知道他的心理感受，希望咨询师能猜出他的想法，因为他认为"你就是我"。这时就需要咨询师有一种很强的能力，能够感知来访者的心理，并让来访者明白。当来访者感受到咨询师能够对他感同身受的时候，咨询师和来访者之间的关系就达到了一种镜像关系。这种镜像就是孪生的镜像关系，通过这个过程也可以提高来访者的心智化水平。

在镜像自恋的过程中，咨询师能够恰当地感受来访者的心理感受，这是咨询师能够解决来访者问题的前提条件，科胡特给这种感觉提出了一个技术要求，叫作神人。

核心概念 36：镜像我

"镜像我"不是来源于科胡特流派，而是来源于拉康流派。

拉康的精神分析理论实际上是继承发扬了客体关系流派的理论。与包括科胡特的自体关系流派在内的客体关系流派相比，它是更进一步的精神分析。

他所提到的"镜像我"是什么意思呢？

拉康认为，意识的确立发生在婴儿的前语言期的一个神秘瞬间，此即为"镜像阶段"，之后才进入弗洛伊德所说的俄狄浦斯阶段。儿童的完整的自我意识由此开始出现。拉康对镜像阶段的思考基本上是建立在生理事实上的。当一个 6~18 个月的婴儿在镜子中认出自己的影像时，婴儿尚不能控制自己的身体动作，还需要旁人的关照与扶持，然而，他却能够认出自己在镜中的影像，意识到自己身体的完整性。

其具体过程是，刚开始的时候，婴儿认为镜子里的是他人，后来才认识到镜子里的就是自己。在这个阶段，婴儿首次充分认识到自我。而在此之前，婴儿还没有确立一个"自我"意识。从镜像阶段开始，婴儿就确立了"自我"与"他人"之间的对立意识。婴儿只有通过镜子认识到了"他人是谁"，才能够意识到"自己是谁"。"他人"的目光也是婴儿认识"自我"的一面镜子，"他人"不断地向"自我"发出约束信号。在他人的目光中，婴儿将镜像内化成为"自我"。

拉康的镜像阶段从婴儿照镜子出发，他将一切混淆了现实与想象的情景都称为镜像体验。那个完整的、美好的、理想化的自己，就会使当事人误认为镜像里的自己似乎就是真实的自己。当我们把镜子里的自己当成真实的自己时，就产生了一种机制，叫作想象机制。想象机制其实也是一种镜像机制，这种想象机制继而又产生了拉康的一些新概念，其中包括想象界的过程。

拉康所说的想象机制是非常重要的心理机制。这种想象机制在传统的弗洛伊德流派的精神分析里面并没有做太多深入的探讨。想象机制是一个人通过对真实世界的歪曲和扭曲来迎合自己的内心世界的过程。如果一个人把想象过度认为是真实存在的，就会产生精神病患者的一种幻听或者幻视现象了。当婴儿误以为镜子里面就是真实的自己时，拉康认为，这个人就发生了自己精神世界的分裂。

客体关系流派认为，我们的精神世界是分裂的，分裂成自体和客体。科胡特同样认为，精神世界是分裂的。我们前面说过，精神世界里面分成了三种不同的我：有孪生的"镜像我"，有反映性的"镜像我"，还有理想化的"移情我"。

拉康认为，我们在镜子里面看到自己的时候，会产生一个虚构的我。因为镜子里面是虚构的我，镜子外面还有一个自己的主体（见图 19）。你可以看到，这时就产生了一个分裂。

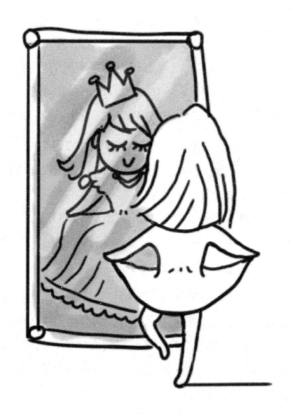

图 19　真实的我和"镜像我"

不过，科胡特和拉康的精神分析最重要的区别还不在这些概念上，而在哲学上。到了拉康这里，他已经不再谈一个人与别人的关系问题了，他谈的是一个人和自己的欲望的关系问题。

有些人会认为，拉康所说的"镜像我"和科胡特所说的"镜像我"看起来概念差不多，实际上在哲学上是完全不一样的。因为科胡特所说的"镜像我"是另外一个人，而拉康所说的"镜像我"是一个欲望。什么欲望呢？我们误认为镜像里面的那个幻象就是我们自己，实际上，那个幻象并不是真正的指某个人，而只是欲望。我们会被镜像里面的那个"我"、那个虚幻所吞噬，这也就意味着我们产生了一种被其吸引的感觉。在这个过程中，我们的自我就失去了。

拉康所说的这一切意味着我们从小就会产生被镜像里面的虚像所吸引的一种心理上的习惯，从小就会培养出一种用想象机制看待外界的习惯。在这个过程中，我们每个人终其一生都会去追求外在的那些虚像。拉康的这个哲学高度很像宗教里面"万物都是虚妄"的说法。虚妄这个词和拉康所说的虚像其实就是一回事。

虽然它是一个虚妄，也是一个虚像，但是我们每个人在一生中却总想在外界追求一个和谐的、统一的、一致的理想世界。这些想要在外界找到理想、和谐、美好的感觉就强烈地吸引了人们的注意力，使得人们一直被这种虚像所吸引，从而失去了自己对世界的真实看法。

有人形容拉康的思想是非常"阴毒"的。这个"阴毒"实际上是对拉康思想最高的褒奖。

为什么呢？因为拉康想证明一点，就是人的自我，我们的主体性资格不断受到别人的操纵，我们受到小 α 的操纵，我们受到大他的操纵，我们还受到"镜像我"这种虚幻的操纵。

可是，由于时间久了，我们真的以为自己就是那个虚像了，我们无法看到真实自我的样子，于是拉康就有了另外一个概念，叫作凝视。我们借助凝视就可以看到真实的自己是什么样子。

核心概念 37：凝视

凝视归根结底就是"看"，那它和普通的"看"有什么区别呢？

普通的看是主体向外看，我来看你。凝视是我被看，你看我，我被凝视了。

看和凝视分别有什么含义呢？说到这点，必须谈谈凝视是怎么发展而来的。

凝视最早被用于哲学领域，如柏拉图的洞喻理论，他的学生亚里士多德曾在其所著的《形而上学》一书中说过："人们总爱好感觉，而在诸感觉中，尤重视觉。"其理由是，视觉感受到的能使我们认知事物。此阶段的"凝视"可以与"注视""看"等词互换，作为一种认知世界的方式存在。

凝视被应用于心理学，最早源于弗洛伊德，他根据古希腊神话故事提出了自恋情结，其中意味深长的是，凝视在此成了一种自恋的方式，比如，美少年凝视着水中的自己，被深深地吸引。这一意象无疑对后来拉康镜像理论的提出起到了至关重要的作用。

不过到了萨特（存在主义）时，对凝视的看法已经有了巨大的转变，他认为：

> 指向我的一切凝视都在我们的知觉领域中与一个可感形式的显现的联系中表露出来……它与任何被规定的形式无关。

按照萨特的观点，"我们不能知觉世界又同时把握盯着我们的凝视。"简单地说，当他处于窥视状态时，他的意识和他此时的窥视行为是完全同一的；或者说，反观自己的意识消失了，而只剩下一个行为着的空洞的他，"这些活动完全不被认识"……"我的意识粘连在我的活动上，它就是我的活动"……"我不仅不能认识自己，而且甚至我的存在也脱离了我"，也就是说，"我"成为一个虚无。然而，当他听到了走廊里的脚步声，觉得有人在凝视自己，于是"我在我的存在中突然被触及了……我看见我是因为别人看见了我，正是羞耻和骄傲向我揭示了他人的凝视和这凝视终端的我本身，使我有了生命，而不（仅仅）是认识被凝视者的处境"。

于是，对萨特而言，他人的"凝视"似乎成了"我思"和反省的起点，是一双将"我"从虚无中打捞出来的手。

为什么要搞这么复杂？人们常说的"当局者迷，旁观者清"，就是这个道理。凝视的目的是为了让一个人借助别人的眼光看到自己，促使他产生自我的内省和自我的思考，能够促使自己从虚像中解脱出来。

对于拉康而言，凝视与眼睛也是分裂的，但这种分裂与萨特不同。如果说主体的看属于眼睛的功能，那么主体使自己被看就是凝视的功能。眼睛与凝视的分裂是什么意思？它们的分裂是从哪里来的？萨特所进行的眼睛与凝视的区分，指的是他者可能的凝视，而拉康的凝视恰恰来自主体的一部分，即分裂的主体。所以当他说"我只能从某一点去看，但在我的存在中，我被来自四面八方的目光所打量"时，那"来自四面八方的目光"指的其实是包含了他者性的主体自己的目光——一种被预设的想象性的目光，用拉康的话说，"我所遭遇的凝视不是被看的凝视，而是我在他者的领域所想象出来的凝视"。

比如前面讲的镜像我，当我们看镜子里的自己时，看到的是自己的虚像，误以为那个虚像就是真实的自己。其实在这个过程中，我们被镜像中的那个虚像所迷惑了。假如我们站在虚像里面朝外看，站在镜子里朝外看，看到照镜子的那个人，会突然发现，原来这个人是这个样子的，这时我们才能真正看清自己。

对于凝视的位置，拉康解释说：

> 在视觉领域，凝视是外部的。我被观看，也就是说，我是一个图像……这就是凝视的功能，它就存在于处于可见世界中的主体建制的中心……那在可见世界中决定着我的东西，从最丰富的层面上说，就是外部的凝视。正是通过凝视，使我进入了光，我接受的正是来自凝视的影响。因此可以说，凝视是一种工具，通过它，光被具体化了……我被拍摄（photo-graphed）了。

于是，在拉康这里，主体的认证来自他者性主体的凝视，也就是说，主体最终成了他者的欲望客体，被他者的欲望所俘获。因此，拉康最后的结论为：人的欲望是他者的欲望。

由此我们可以看出，拉康的凝视不只是一种简单的看与被看，他更为强调的是，这种看与被看作为一种自我认同的方式，是一个从主体出发回到并改变主体的内部心理过程。而这个过程极大地受到了他者的影响，或者说，在这个过程中，主体被阉割了，他对他者的欲望最后使自己成了他者的欲望客体，无论是意识还是潜意识，都受到了他者性的侵入。

所以凝视对临床实操而言是有价值的，它促使一个人发生了对自我的反思。

拉康的这个凝视，是不是挺深奥的？而且它是哲学发展史上非常了不起的一个进步，但是早在 2000 多年前我国古代的一些天才已经有了相似的思想洞见，他们完全超越了那个时代的人的哲学领悟。其中的代表人物就是庄子。

庄子创立了道家学派。其思想主张中有一些逍遥的想法，最著名的当属庄周梦蝶（见图20）。为什么庄周梦蝶这么了不起呢？因为它在哲学上已经达到了拉康、萨特的高度了。

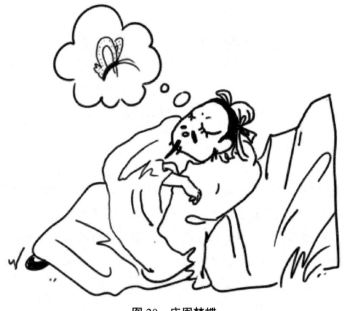

图20　庄周梦蝶

当庄子想要逍遥的时候就会做梦，做梦的时候就梦到了蝴蝶，梦到蝴蝶飞，就会逍遥。蝴蝶代表什么？蝴蝶可以被认为是庄子的欲望，一个渴望逍遥、渴望自由的欲望。但是庄子说，"那是我梦到的蝴蝶，还是蝴蝶梦到的我呢？"当庄子发出这样的反思的时候，就已经从蝴蝶的眼睛里看到了自己。如果庄子可以借助蝴蝶的眼睛看到自己，那就代表着庄子在这个地方发生了一种内省和反思。

拉康还有对凝视更加详细的论述，包括还有实在界对我们的凝视。这些就更加烦琐了，后面再慢慢和大家谈论。

核心概念 38：大他

　　大他是拉康精神分析流派的一个核心概念，大他、小 α 和镜像我是拉康所创造出的三种"我"的概念。换句话说，拉康认为，"我"作为一个精神的存在被撕裂成了至少三块。镜像我是一个在镜子里所看到的自己，用这个来代替真实的自己；大他一般而言更像是与父亲有关的代替物。所以，大他具有一种符号的性质，或者说具有一种语言的性质，是一种象征性的他者。

　　这种象征性对我们的影响是什么呢？那就是我们会把来源于外部的某个东西认定为自己最重要的东西。我们做什么事，说什么话，做与不做，说与不说，都是他者来控制的。实际上，拉康最终想告诉我们的是：我们没有自我。

　　拉康的思想和弗洛伊德的思想到底有什么差异呢？其实，不管是弗洛伊德，还是拉康，或客体关系流派或是自体心理学，他们都认为我们的主体、我们的精神是分裂的。只不过弗洛伊德把我们的精神分裂成了本我、超我、自我；客体关系流派把人分成了母婴关系；而自体心理学把人的精神分裂成了一个人和他镜子中的自己的关系；发展到拉康，就有了大他、小 α 和镜像我。

　　我们必须要搞清楚它们的区别，这样我们在精神分析实践中，才能真正理解弗洛伊德和拉康的差异性在哪里。弗洛伊德把人的意识分为潜意识（无意识）、意识、前意识，就像冰山图一样分成了三个层次。同时弗洛伊德认为，潜意识操纵着我们。而拉康认为，大他操纵着我们。

　　谁操纵我们才是各个流派真正的差异性所在。

　　换句话说，弗洛伊德说是潜意识操纵着我们，而这个潜意识更多的是和本我有关，和我们的原始欲望有关。对拉康而言，那可能是实在界、小 α 在操纵着我们。当然，拉康认为，真正意义上支配一切的"神灵"、操纵我们的最重要的不是潜意识里本我的欲望，也不是我们的本能，而是另外一个人，即大他。

关于"大他"的概念，拉康说的和弗洛伊德所说的差异到底在哪里？弗洛伊德在做案例时，是把人的潜意识的欲望找出来，让潜意识意识化，找的是本我的欲望，而拉康要找的是大他的欲望，他是要把大他意识化，他要让一个人知道，你现在嘴上说的话、做的事是源于你自己还是源于另外一个人。你可能都知道，可是似乎又忘记了。拉康称之为大他。

懂得大他到底是什么之后，我们再来看看大他是如何分类的。一般而言，大他是制定规则、制定边界的，是帮助一个人逐渐地离开小 α、"镜像我"对自己的控制的，所以，大他的功能是把我们拉入符号界、象征界，直白地讲就是把我们拉入社会规范中。

从这个角度来看，大他是非常重要的。一个人如果没有大他对他的一种牵扯力量，就无法真正进入社会。另一方面，大他有可能是一个灵活的、公平的规则，它能让小孩觉得更容易接受；同样，大他也可以是一个专制的、有着破坏性的形象。

一般情况下，一个小孩从出生开始，将要经历两次阉割，第一次是来自母亲的阉割，第二次是来自父亲的阉割。图 21 就显示了父亲对孩子的阉割。先举一个"齐天大圣孙悟空"的例子。

> 孙悟空在和二郎神斗法的时候，把自己变作了一座寺庙，可是他的尾巴无法藏起，高高地竖在那里，二郎神虽然没有火眼金睛，但一眼就看出来孙悟空变作的寺庙是假的，因为他看到了孙悟空的那条尾巴变成的旗杆。

为什么会这样呢？因为孙悟空没有得到过父母的阉割。

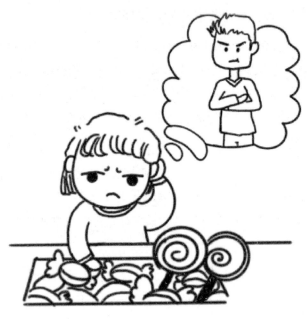

图 21　父亲对孩子的阉割

　　《西游记》中的这段演绎是具有隐喻色彩的。意思是谁会有尾巴？当然是"妖"。说明孙悟空没有进化成人，他还没有进入社会，不具有社会适应性。而我们人类的小孩都要经过进入社会的过程，就是被母亲阉割断奶，被父亲阉割在厕所里大小便，被幼儿园阉割遵守纪律，被学校、社会阉割遵守法律等，只有这样才被称作人。而孙悟空没有经历阉割的过程，所以他有尾巴没有进化成人。且孙悟空说出的话也是无法无天的，他和唐僧不一样。唐僧只要说话，言之必有"佛祖云"。那么，唐僧说的是他自己的话，还是佛祖的话呢？唐僧从小在寺庙长大，是有大他的，他说的自然是大他的话。从这个角度来看，唐僧并没有自我，而孙悟空保留了自我，所以，他保留了自我的语言体系。从孙悟空身上，我们大概理解了阉割的另一个作用。

　　再举一个例子。

　　《笑傲江湖》里面有一部非常神奇的武林秘籍——《葵花宝典》。《葵花宝典》中有句很有名的话："欲练神功，必先自宫。"自宫的意思就是男人首先切除掉自己原始的生理欲望。也就是，一个人接受了被大他的阉割后，才有可能达到一种武林高手的境地。不过，尽管这类武林高手能在武林中称霸，但是，他有自我吗？连欲望都丢失了。为什么岳不群要阉割自己呢？因为岳不群也有一个大他。小说里曾记载岳不群始终有一个来源于大他的欲望，那个欲望是谁给他的呢？是他的师父给的。他的师父当年和其他人进行决斗时获胜，但是他还有一个想法，就是让华山派在武林中成为一个特别厉害的门派，最好能当武林第一。这是他师父的欲望。同时他师父的欲望被他继承了，在这种情况下，他活得没有自我。满口仁义道德，说明他有一个强烈的大他在替他说话，可是他说的又都是一些言不由衷的话。

从上面的对比中，我们看到孙悟空、岳不群和唐僧的不同。岳不群和唐僧一样，嘴里说的都是大他的语言。

我们在做精神分析咨询的时候，也会听到有些来访者说着言不由衷的话，满口的仁义道德。事实上，这些症状就与大他有关了。

弗洛伊德认为潜意识在操纵我们，拉康认为大他在玩弄我们。拉康提出大他这个概念，不仅仅是为了与弗洛伊德理论相区别，更重要的是他推翻了国际精神分析协会（IPA）认定的、弗洛伊德式的精神分析理论最初的根基——ego（主要强调的是一个人的自我）。

所以美国式的精神分析最大的特点是自我流派的心理学。大家所看到的客体关系、自体心理学都比较强调"自我"这个概念。自我的意思是一个人对自身存在的体验。它包括一个人通过经验、反省和他人的反馈，逐步加深对自身的了解。自我的概念是一个有机的认知结构，由个体的态度、情感、信仰和价值观等组成，贯穿个体的所有的经验和行动，并把其表现出来的各种特定的习惯、能力、思想、观点等组织起来。不过，拉康认为自我是一个假象，是一个虚幻。所以，拉康就和国际精神分析协会有了巨大的鸿沟。

正是因为这个鸿沟，拉康的理论、学说，包括他做精神分析的实践技术都被精神分析和传统的精神分析所不容。当然，在国内的精神分析培训里面，很多大师都不言拉康。因为他颠覆了 IPA 所强调的自我概念，这就是拉康在全世界受排挤的主要原因之一。拉康并不认为自我是真正存在的，认为用 IPA 自我理论来做精神分析只会让大家误入歧途。IPA 的观点认为，既然每个人都有自我，那么在做精神分析的时候，我们要努力增强人的自我；而拉康认为，自我是假象，自我是别人赋予你身上的思想语言，并不是你真正的想法。他认为建立在假象基础上的精神分析，最后是增强一个人的虚假自我，让一个人的虚我变得更强大、更膨胀，并不能真正治好一位来访者。

大他实际上也是一种绝对的父权象征，正是因为这个绝对父权的介入，才使得一位来访者能够穿过黑暗的隧道，避免自己被镜子里假想的我所吸引，避免自己成为一个自恋的自己，同时也避免了一个人更多地迷恋于对母亲、对乳房等的欲望。正是由于大他这个绝对父权的介入，才使得主体（自我）克制了对母亲的欲望，被迫放弃成为一个母亲怀抱里的孩子，从而成为一个人，成为社会中的人，这就是大他的思想。

《笑傲江湖》里除了岳不群之外，还有一个人物很重要，就是岳不群的大徒弟令狐冲。令狐冲得到了《葵花宝典》，可是得到后他为什么不去练葵花宝典呢？其原因是，如果令狐冲练葵花宝典，就意味着他要放弃喝酒和对女性的欲望，所以，令狐冲并不愿意为实现大他的遗愿而放弃自我。令狐冲和他师父在一起时，师父经常教导他："你要好好练武功，光大华山派。"令狐冲嘴上同意，可是行动上做得并不好，他并不愿意完全被大他所阉割。令狐冲自己行事的风格是疯疯癫癫、不听招呼、没有规矩、没有规则感，以上的行为就是非常典型的、不愿意完全成为大他玩弄的对象。

金庸小说里除了令狐冲的形象以外，其他的形象都和大他有一定的关系。比如乔峰原本姓乔，他继承了大他的欲望，当时乔姓传递给他的是汉人大他的欲望，要他成为一个民族英雄，保护其他人。但是后来他发现这个大他是假的，原来他本不是汉人，而是契丹人，可以不再受大他欲望对他的阉割了。不过由于他已经习惯于要实现大他的欲望，所以，当他突然不被大他阉割、要求时，他感到很失望、很惶恐。接着他又得到另一个名字"萧峰"。即便如此，他也并没有完全放下"乔峰"这个名字要他继承的大他的欲望，所以，他的命运必然就是悲剧式的。

除了他以外，还有一个人就是慕容复，慕容复也是非常典型的被大他的欲望所包裹、阉割，从而失去自我的人。慕容复遇到王语嫣这么美的美女都不动心，因为他要继承光复燕国的大志。

从孙悟空到岳不群，到令狐冲，再到乔峰、慕容复，大家应该能够真正理解大他是怎么回事了。

核心概念 39：小 α

小 α 就像第三者，让人感觉神秘和诱惑，它是拉康的精神分析中的一个概念。拉康也算是一个集大成者，他把早期的弗洛伊德、客体关系流派，还有科胡特自体心理学流派的所有理论整合在一起创造了他的思想。

拉康的思想分成三大块，我们把第一大块叫作小 α，解决的是一个人本我欲望的那些问题，而国际精神分析协会恰好关心的就是跟小 α 有关的问题。那些流行的精神分析，美国式的精神分析都在研究与小 α 有关的问题。但是拉康的精神分析更关注的是大他，就是我们前面所说的大他对人产生的影响，因为大他代表的是绝对的父权以及社会、文化、法律、政治制度等方面对人的阉割。

世界上的精神分析可分为两大类：一类是 IPA，还有美国式的精神分析，强调自我，重点关注的是与小 α 相关的欲望问题。他要让一个人了解自己的本我欲望，并且试图把这一切的无意识意识化。他关心的是，一个人被过度阉割之后的那些欲望是如何干扰了我们的潜意识、意识，干扰了我们和我们正常的生活。另一类精神分析是拉康所关注的大他，是绝对的父权，是社会的文明对我们的阉割所带来的问题。他关注的是我们由于过度地迷恋小 α，迷恋那些原初本我的欲望，允许自己沉浸在欲望之中，并且拒绝接受社会文明的阉割，从而使得自己无法更好地与社会产生适应性，并由此所产生的这种精神病现象。

总之，传统的精神分析、美国式的精神分析以及 IPA 都关注小 α；而拉康关注大他。也就是一个人关注母亲，一个人关注父亲。

拉康除了关注小 α，也关注大他，他认为大他对我们的影响更重要，而且拉康还继承了客体关系和自体心理学研究的另外一个成果，就是"镜像我"对人的迷惑和迷恋。这个"镜像我"本质上是指一个人的自我迷恋。把镜子中完美的自己，当作真实的自己，其实是自卑和自恋两极化的混合状态。

这样看来，我们人类的精神世界其实分成了三大块：一块是小 α，一块是大他，一块是镜像里虚幻的我。

美国早期社会学家查尔斯·霍顿·库利（Charles Horton Cooley）指出，所谓"镜中自我"是指人们通过观察别人对自己行为的反应而形成自我的概念。每一个人对于别人来说犹如一面镜子，反映出它面前走过的别人，这正如人们可以在镜子里看到自己的面容、身材和服饰一样。当个体想象关于自己的行为、态度、性格等在他人心目中的印象时，也会时而高兴时而悲伤。可见，镜中我就是在他人对自己做出评价与判断时所形成的自我的概念。这正如库利所说的"人与人之间可以相互作为镜子，都能照出他面前的人的形象，又称镜像效应"。

镜像里虚幻的我又包含三种不同的小的区分：有一种镜像里的我是迷惑之后，期望找一个与自己相像的人；另一种镜像里的我是期望别人都捧着他，希望别人关注他；还有一种就是个人中心化的倾向，以自我为中心，妄自尊大。妄自尊大这个概念被人从这三类中抽取出去加以放大，之后产生了一个所谓的网红的心理学概念，有些人把它叫作"巨婴"。其实"巨婴"这个概念是从"镜像我"三部分中抽出的其中一部分所产生的一个名词。它只形容了我们人类精神现象三分之一中的又三分之一。没有学懂精神分析的人，却把这个三分之一的又三分之一泛化开来，用来代表全部人类，或者代表全部的某一个民族，或者代表某一个群体的心理特征，或是把某些个案投射进群体，甚至有可能是把个人的想法投射成了群体的，这些完全是错误的。

前面我们探讨了小 α 及与小 α 对应的平等的两个概念：大他和镜像我。其实，不管是镜像我、小 α，还是大他，都意味着人的精神世界想要找到一种依靠、依托，或者找到一个可以立得住脚的地方。也就是想找到以下这几个问题的答案：我是谁？我源于哪里？我想到哪里去？

如果从这个哲学角度来分析这个问题，大家就会清楚了：我源于我的母亲，因为母亲让我出生。但是，我将去向何处呢？我将去向的地方实际上是大他，大他所代表的是父权，是社会、文明、法律、规范等方面。

我从母亲的怀抱爬向父亲的过程，代表着离开母亲所有的温暖，而这些所有我要离开的东西，都可以被称作小 α。

在一个人爬向大他的过程中，有一个陷阱，而这个陷阱就是镜子里的我。一个人在不断地寻找自己的主体性，寻找自己源于哪里、将要去向何处的过程中，可能会迷失。有一部分小孩不愿意往前爬，他们觉得前面太痛苦，阉割太痛苦，大他太恐惧，所以，他们可能会迷恋母亲的怀抱（见图22）；还有一些小孩在爬向大他的过程中被镜子里的我吸引了，于是他们也停住了自己的脚步；另一些小孩被大他控制，过度认同大他，他们实际上也没有真正走出去寻找自己的主体性。所以，我们的精神世界就在这三个地方来回打转。

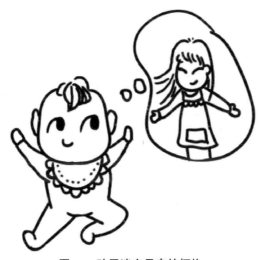

图22　孩子迷恋母亲的怀抱

当我们爬向了大他，我们开始用语言代替了母亲温暖的乳房，似乎可以用语言来诉说这个世界上一切的东西。但是，我们用语言述说和描绘出的世界与真实的世界并不是完全对应的。我们能够用语言描绘出的对世界的感受，我们能够用语言描绘出的关于母亲的温暖，以及关于所有的爱情、性爱等感受，和我们实实在在的感受之间并不是完全符合、完全重叠的。这些差异的地方，那些缝隙的地方就叫作客体小α。

客体小α就是我们爬向人类文明之后人类文明中那些仍然不能用语言描绘的剩余的东西。这些剩余的东西是我们每个人都留有的一部分对原始的、动物的、欲望的怀念。比如猪八戒，他有没有一个小α的欲望？有。他好色，好吃懒做，当他取经归来成佛之后，被封为"净坛使者"。"净坛使者"这个称号就是大他给他注册的一个身份。

猪八戒为什么被封为净坛使者？代表着他还是贪吃。即使佛祖给了他一个身份，给了他一个大他的、天界的、神界的、人类文明的一个称谓和封号，他仍然有吃的欲望。因为这些语言的东西，仍然和他想吃的欲望之间有不重合之处。这些不重合之处就是为什么还会把他叫作净坛使者的原因。净坛意味着能够把坛里所有的东西都吃完的感觉。这种感觉就是小 α。

其实拉康的关于客体小 α 的概念，我认为仍然是源于弗洛伊德的理论。因为弗洛伊德最早的时候就提出过一些类似的概念。他提出我们丧失了某些客体，因为我们要成为人，要走向文明，要穿上衣服，要阉割自己。我们丧失的客体最初是乳房，后来是母亲。这些都是我们失去的东西。

在弗洛伊德之后有了客体关系流派，客体关系流派提出了跟弗洛伊德类似的概念，只不过换了新的名词，他们把它叫作部分客体或者过渡客体。这些客体通过克莱恩、温尼科特就变成了客体关系流派特别重视的概念，这些过渡客体或部分客体的概念，都和弗洛伊德所说的概念相差无几。

拉康也进一步指出，客体小 α 是我们失去的，但是永远不可能再找回的东西。那些妄想再找回他的东西的人其实是一种精神病的现象，是回归母体的一种愿望，是一种生活中的成瘾行为。

生活中许多成瘾的东西都可以看作与客体小 α 的寻找缺失有关系。拉康也认为对于客体小 α 的缺失在心理咨询实操案例中，来访者能够做到的也只是转移，或者是升华。但是无论是转移还是升华，都代表着客体小 α 失去了，并且再也不可能接近和得到。小 α 在本质上是无法真正弥补的。它是一个无穷无尽的、不可填补的、不可还原的缺失，因为我们离开了母亲。离开母亲之后，这种欲望无穷无尽，才使得人的一生中，有很多时候容易被某种成瘾的行为所吸引。一个东西断绝，就会产生一个新欲望，欲望是无穷无尽的。这种无穷无尽的欲望，在佛教里也被称作无穷无尽的苦。

若要具体地分辨一下小 α，拉康告诉我们它主要包括四个部分：目光、声音、乳房和粪便。

那么，我们该如何理解这四个部分呢？首先，对象小 α 在我们的前面，并不是在我们的后面。它在我们的前面不断地吸引着我们，吸引我们心醉神迷。它欺骗我们，它用它自身的魅力不断地唤起我们的欲望。这就是这四个部分的目标和目的。

在一个人的成长过程中，这些欲望想要被满足，但是我们最终失去了。失去之后，我们会怎么做呢？会通过语言来请求，请求其他人来给予满足。这个满足最开始被请求的对象可能是母亲，但是因为她也是生活在符号界的，和父亲一样，是我们要用语言追随的人类文明的一个象征性符号，所以，我们在断奶之后离开母亲，母亲就不能再给我们那些小时候要的东西了。因此，母亲也不能满足我们的需要，我们不断被挫败。在此过程中，我们就开始不断地延伸出一个欲望。那就是，我怎么才能让我的母亲满意呢？怎么才能通过让她满意，再让她来满足我的欲望呢？这就是我们心里的一个小小的秘密。我们希望通过满足别人的欲望，再让别人反过来满足我们自身的欲望。这是一种欲望的交换关系。

在这种欲望的转移和传递的过程中，当一个孩子渴望所有源于母亲的那些东西没有和缺失的时候，他就会发出一个欲望的信号给母亲，但是母亲并不满足他的这个欲望。于是这个孩子开始幻想，我怎么样才能满足母亲的欲望？但是母亲的欲望并不是为了满足孩子的欲望而存在的，母亲想要的是一个能够满足她的欲望的东西。那个东西往往与父亲有关，与母亲自身的欲望有关。渐渐地，孩子发现，原来要想满足母亲的欲望，就得把自己的欲望再次传递和转移给下一个人，于是欲望的接力棒就被转移到了父亲的手上。

我们终于开始与大他打交道了。而这种不可被满足的客体小α，最终让我们产生不断延伸的内在的焦虑感。这就像有些人很有意思，他必须要让自己处于焦虑之中，才能够获得暂时的焦虑的满足。他必须让自己处于一个不舒适的区域，他才会有一种焦虑似乎是暂时性的感觉，才会被另一种不断冲动的欲望所替代。所以，有些人的生存状态就是焦虑的状态。只有焦虑的状态，才能让他产生一定的减压的感觉。如果你真的让他放松下来，那反而会让他感到这种焦虑感无所不在，最终会被它吞噬。为什么有些人会说，工作就是最好的减压方式，这一切的原因只是因为他要让自己处于焦虑中。处在焦虑中才能使他永远能够对前面那些得不到的东西充满征服的欲望。

所以，在拉康的小α这个概念里，最重要的是要了解三个辩证关系：第一个就是孩子向母亲发出的需要，然后转化为一种语言的请求。因为实际的乳房转化为语言的请求了，语言的请求又进一步考虑母亲的欲望是什么。于是这就由需要转化为请求，进一步转化为欲望。而这个欲望最终又推动着孩子不断地走向人类的文明社会。当然，这最终也就印证了宗教所说的"人生本苦"的真实含义了。

核心概念 40：偏执狂

在讲这个概念之前，我们首先要把偏执位和偏执狂做一下区分。很多人误以为它们是一个概念，其实不是的。偏执位是客体关系流派的一个概念，我们后面会专门讨论。而对于偏执狂，弗洛伊德和拉康都进行过研究。它们是两个完全不相干的概念。

偏执位只是讨论一个孩子和母亲在母婴关系期间，尤其是六个月左右大的孩子在吃奶的时候形成的一种情绪状态。而拉康所说的偏执狂是和我们前面讲的想象界有关的一个概念。

偏执狂是一种罕见的精神病，以逐渐发展的按逻辑构筑的系统化妄想为特征。病程长、预后不良。最常见的是夸大、被害或有关躯体异常的妄想，不伴有幻觉或分裂症样的思维紊乱，曾被称作"系统发展的慢性妄想"。偏执狂的进展有四个阶段：第一个阶段是想象阶段或主观分析阶段；第二个阶段是被害妄想阶段；第三个阶段是人格转变阶段，特征是夸大妄想的出现；第四个阶段是偶见精神衰退阶段。

孩子本身是通过想象的过程、想象机制的过程，来撑起"我是谁"这个概念。这个机制是一个心理机制，每个人的大脑里都有这样一种心理机制，这种心理机制是想象的机制。这种想象的心理机制对人而言非常重要，通过想象的心理机制来纠正我们的眼睛看到的事物的偏差。人的眼睛看到的东西如果成像的话，可能形成的是倒影，但是大脑会把倒影颠倒过来，让人们看到的是正立的。还有些时候，人眼看到的是错觉，人的大脑也会把这种错觉进行调整，来满足我们实际对两个物体之间距离的测量，等等。所以，大脑其实无时无刻不断地在用它的想象机制调整人的眼睛看到的一切。

人的这种想象机制在婴儿时期，主要是通过用自己想象出来的这个画面（关于自己的形象也叫自体表象）来撑起"我是谁"这个概念。所以，拉康流派认为，关于我、自体（或叫主体），永远是在两个极端之间摇摆。一端是被镜子异化的那个完美的形象，另一端是那些不完美的支离破碎的关于身体的碎片。而偏执狂恰好是处于身体无法拼凑完整的一种解离的状态，他们的想象机制所形成的是阉割的幻想，是破碎的碎片的幻想。

有一次我看一个人画了一幅画，他把自己身体的每一部分都拆开了，拆成了好多部分，画在一张纸上。可以看出，他其实表现的是一种偏执狂的心理特征。

由于人的自我，或者叫人的主体，永远在两个极端。一端是虚幻的，一端是整个身体破碎的，所以，偏执狂总会说出一些幻觉，会觉得和他人有心灵感应，别人能看懂他，会迫害他。本质上讲，是因为他的自我、他的主体同一性被破坏了。当一个人的自我同一性被破坏之后，这个人就无法分辨出自己和别人了。所以对他而言，他眼中看到的世界也是崩溃的。

从艺术的角度来看这种偏执狂的心理特征，会发现有很多著名的画家画的全是偏执狂特征的画，原因就是他们画出的人的身体是碎片（见图23）。大家看毕加索的画是不是也是一个个分裂的画面？

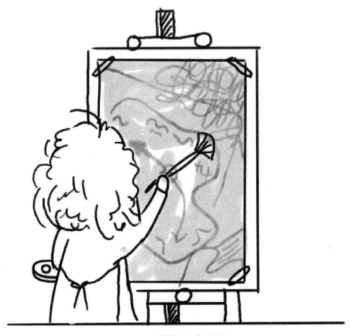

图23　偏执狂在作画

拉康曾经在他的论文里分析过一个案例，在这个案例中，一位来访者试图去攻击一个有名望的漂亮女演员。拉康对他的分析是：这个行为就是偏执狂的行为，是一种自我惩罚式的偏执狂的行为。这个偏执狂有一些被害的观念，并且他把对方——一个著名的女演员当作能被他迫害的人。拉康就指出，他在迫害这个女演员的时候，迫害的是自己的一部分。一个人通过伤害别人来代表自己，同时也说明他自己的自我同一性被迫害了。他的自我同一性里的一些属于自己的部分，已经被分裂到了别人的身上。

　　所以，偏执狂和想象界所产生的完美的虚幻的表象恰好是两极化的两个东西。

核心概念 41：偏执位

我们前面所讲的偏执狂，是从拉康的精神分析的角度探讨的，现在我们将分别从两个视角来探讨偏执位。一个是客体关系流派克莱恩所说的偏执位，另一个是到了自恋的研究阶段，克恩伯格是怎么看的。

首先，克莱恩研究偏执位，是源于一个婴儿心理成长的过程。婴儿刚开始和母亲是一体化的。这时，我们头脑里必须建立起关于精神分析背后各哲学流派的基石，比如，母子一体化，即母亲和孩子未分化的状态，中国人称之为天人合一。克莱恩讲母亲和孩子分离，背后的哲学是主客体哲学，也就是笛卡尔所说的"我思故我在"。哲学达到"我思故我在"阶段，相当于西方哲学进入到认识论，意思是：我能更好地看清楚我自己了。因为我和母亲是分开的，如果还和母亲一体化，我是不能看清楚我自己的。而母亲和孩子的分离，必然会带来孩子的创伤。拉康流派认为这种创伤就组成了精神病的人格结构，每个人都渴望回归母体，这就会带来精神疾病。克莱恩提到的是孩子和母亲分离的过程，是处理丧失的过程。在处理的过程中，孩子被迫开始把母亲从不同的形象中进行客体表象的分裂。婴儿就可能会把母亲分裂成两个极端的客体表象，一端是极好的，一端是极坏的。在分裂和偏执位的状态中，婴儿的情感主要表现为一种毁坏性的对母亲的攻击，包括咬母亲（如图 24 所示）。在此阶段，婴儿不承认母亲和他是分离的，仍然幻想母亲和他是一体化的，所以他有非常强的攻击性以及恐惧、愤怒的感觉。

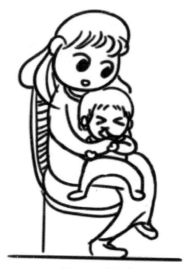

图 24　咬母亲

经过这个阶段，婴儿会进入到抑郁位的阶段，意味着孩子最终开始接受自己和母亲是两个人的事实。客体和自我分开了，组成了客体关系。婴儿开始承认自己的自恋不是全能的，自己不是一个宇宙的主宰者，牺牲了所谓的一元论的东西。

一元论是母子一体性的产物。从一元论到二元分裂，再到最终承认这一切，就是从分裂、偏执位到抑郁位的一个过程。

克恩伯格继续研究了自恋和抑郁位、偏执位等之间的关系。他发现弗洛伊德所说的性驱力、生存驱力这些理念，到后来不再谈自恋了。因为弗洛伊德认为，这种针对自我的攻击是有死亡本能的，是破坏性的。在这个阶段，如果用力比多来看问题，就可以理解为一个人把力比多投向自我，把攻击性也投向自我，实际把力比多和攻击性都投向了自我，这会产生一种更加偏执的爱与恨的两极化状态。如果一个人可以成功地从分裂偏执状态转换到抑郁状态，这就使得他和别人、与自己的关系本质上仍然是以力比多为主的，这就没有太大问题。假如说投注方法不是以力比多为主的，而是以攻击性为主的，这种方式就代表着他有着非常强烈的死亡冲动，处于偏执状态，这在本质上可能意味着他使用的是一些原始水平的防御，就会产生认同的混乱。

这种认同的混乱和拉康所说的偏执狂，都是自我的同一性被破坏，自己没有边界，就会被变成碎片，所以，他也会去攻击别人。攻击别人实际上是因为他分不清别人和自己之间是什么样的关系，攻击别人就相当于攻击了自己。如果我们把指向自己的攻击性分阶段这样去看：在一些比较轻度的来访者身上，他的攻击性可能更多指向的是攻击自己和别人的关系，当然这种关系本质是内部的客体关系，但内部的客体关系会投射到外界，所以会影响到他和别人的关系。在咨询中，他会猛烈地攻击咨询师。咨询师如果能在来访者的攻击中幸存下来，对咨询师和来访者而言，就意味着来访者可以去内化这种新的关系。内化进来后，来访者就会保持和修改过去这种错误的心理经验。如果是在严重的自恋人格障碍中会产生什么情况呢？他们的攻击性并不会针对他人，而会针对自体。他们针对自己的是一种严重的攻击。

总而言之，偏执位的状态是一种攻击性的状态，一种可能是死亡本能的冲动，是毁灭的本能，可能会针对自己和别人的关系，毁灭别人。严重的情况下也会指向自己，对自己实施攻击。如果他能度过这个阶段，就能够进入到抑郁位的阶段。抑郁位就意味着他承认客体和他的分离。

在治疗方法上，各流派因为理论上的理解不同，所以差异就更大了。再往后到了比昂理论阶段，比昂会提出用 α 功能来净化来访者的 β 毒素。到了拉康阶段，指的是由于来访者的自我被镜子里的虚幻自我所迷惑，用那个代表着自己，而另一个极端是来访者无法在镜像里形成一个完整的更加美好的理想化的自己，所以形成的是自我的碎片。而在这些碎片的情况下，来访者就会进入偏执狂的状态。在偏执狂的情况下，来访者就会借攻击别人来攻击自己，因为他根本分不清自己和别人的边界，因为他的身体是不完整的。拉康流派依据的理论是镜像的理论，所以治疗偏执狂的方法是打破你和镜像之间的虚妄的关系。

如何打破，下面我们从理论角度简单谈一下。治疗思路就是让来访者从想象界往符号界过渡，意味着来访者可以通过一个新的符号来界定自我，即来访者将获得一个新的自我的能指。也就是一个人在寻找自我的过程，从开始的"镜像我"阶段，继而进入符号我的阶段，意味着他在社会中获得一个新自我的身份，这样就解决了在想象的过程中那些碎片的、不能拼凑起的自我部分。如果读者此时觉得不太容易理解，没关系，先把核心概念全部反复多看几遍，之后，再专门听我讲的新精神分析和"扪心问诊：手把手教你做心理咨询"的实操课，最终就能掌握了。

核心概念 42：实在界

　　"实在界"最早是拉康提出的一个重要概念。拉康围绕着实在界进一步确定了"想象界""符号界"这些概念。拉康的精神分析从研究精神病开始，主要研究妄想狂。最早研究的是一个人在实在界的创伤，由此发现婴儿有自我的镜子，在镜像里形成了一个虚妄的自我，于是诞生了"想象界"这个概念。后来，他进一步发现人在从动物走向文明的过程中，即一个婴儿在被迫社会化的过程中，必须学会说话，接受语言，进入语言的世界（如图 25 所示）。有人将拉康的"实在界"翻译为"真实界"，我觉得"实在界"这个翻译更好一些，理由是"真实"不等于现实，而是一个抽象理念，或者叫作绝对真理。

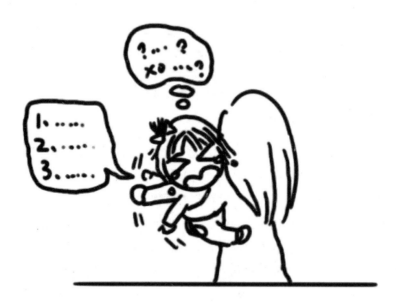

图 25　学习语言

语言的世界和真实的世界是有差异的，所以语言的世界就产生了所谓的"符号界"。而这种语言的世界——符号界本质上就代表着原来我们的无意识和潜意识也是像语言一样在结构着。应该说，在这一点上，拉康的思想和弗洛伊德是有差异性的。弗洛伊德所说的"无意识"是原始思维、儿童思维、非逻辑的思维、混乱的思维。所以，用弗洛伊德式的精神分析做咨询，仍然使用的是凝缩、置换和时空联系的方法。因为来访者的无意识是混乱的，所以就要把这些混乱的无意识重新翻译出来，翻译的方法就是凝缩、置换、时空联系。

　　相对于弗洛伊德所说的无意识是一个混沌的世界，拉康告诉我们，无意识是像语言一样构成一定结构的。在这些语言的结构中，你能看出权力。而这些权力来源于文明，来源于父权对一个人阉割的权力。这种阉割的权力会在语言中反映出来。反映出来的本质是一个人是否能以一个主体的资格说话，是否能占据自己的主语。

　　语言所构成的整个所谓的"符号界"或者"象征界"，与实在界刚好构成了一种对应关系。实在界最大的特点就是不能被我们的语言所完全语言化，如同来访者的创伤一样。当一个人发生心理创伤的那一刻，有些感受可以被描绘出来，可以语言化，但还有一些创伤是无论如何语言化都不能被说尽、说透、说明白的，这就是实在界的特点。

　　我认为，拉康所说的"符号界"或者"象征界"对应着实在界，分别和人的大脑的两个部分的功能机制有一定的关联。比如，人的语言中枢，也许在大脑的皮层额叶负责语言的部分，刚好和大脑边缘系统负责感受的部分形成一种对应。我们的语言不断地在定义和命名着这个世界，但是我们感受到的所有东西在被语言化的过程中，很多信息就已经损失了。我们并不能通过语言描绘出所有的感受。既然实在界无法通过语言来描绘，那么我们又怎么能够说明实在界呢？我们只能去大概地说它的感受，大概地说它的效果。实在界的作用是，会产生一个欲望的对象，就像小 α 一样。因此，小 α 就是与实在界相关的一个概念。

　　理解实在界最好的方法就是去理解人的创伤的形成。弗洛伊德当时认为，创伤是一种强迫性的重复，后来拉康也进一步地强调此点。拉康认为，在实在界里，创伤是重复的，是反复的。这种反复存在的强迫式的东西，就是实在界的一种表现。在各种各样的心理疾病的形成过程中，最大的特点就是来访者的想象界与实在界合并在了一起。换句话说，他的创伤以一种幻觉、幻听的方式而存在。实在界的另一个特点就是它的在场性。

什么叫作"在场"呢？就是来访者过去经历的一些痛苦被带到了现在，被带到了当下。什么叫作"实在界的在场性"呢？它指的就是正在发生的事情和过去曾经经历的创伤，在这一刻似乎有一种共时性，产生了同时发生的效果。它提醒着我们，某一种创伤还存在着。

核心概念 43：与实在界相遇

我们继续讨论实在界。首先引入弗洛伊德的一个关于梦的解释。这个梦算得上是一个恐怖小说。

梦的背景是这样的：

> 一位父亲守在小孩的病床前。有一天傍晚，小孩去世了。父亲又累又困，叫来一个老头帮他守着小孩的尸体，而他想到另一个房间去休息一下。这位父亲在小孩的尸体前摆了很多蜡烛，并将自己所休息的房间的门打开，以便躺在床上睡觉时能看到孩子。然后，他躺在床上昏昏沉沉地睡着了。睡着之后，他做了一个恐怖的梦。他梦见自己正在房间里看书，儿子突然走到他的身边，一把抓住他的胳膊。他非常恐惧，却又无法甩开儿子的手。这时，他突然听到儿子在他耳边，用责备的口气对他说了一句话："爸爸，难道你看不见我在燃烧吗？"说完后，儿子又走回燃烧的那个房间躺了下去。父亲就突然从梦中惊醒了。他看了一眼客厅，看到有光在闪动。他慢慢走过去，发现帮他守灵的老头也睡着了。有支蜡烛倒了下来，正好点燃了他儿子的衣服。

这是小孩在给他托梦吗？为什么托得这么准呢？

弗洛伊德认为，我们的无意识是混沌、混乱、非逻辑的，所以，他要用置换、凝缩、时空联系的方法来把这些被伪装的语言重新置换回来。于是，弗洛伊德说，这个孩子说的那几句话都是可以做置换的。这个孩子说"我在燃烧"，而弗洛伊德认为，"燃烧"这个词可能是他在生前发烧时说的一句话，和"我在燃烧"这句话是一个类似的置换。接下来孩子说："爸爸，你难道看不到我正在燃烧吗？"弗洛伊德认为，这句话同样是可以置换的话。可以置换成：也许父亲在他生前有些内疚，因为父亲没有看到孩子的某些东西，错过了孩子想向他传递的信息。

重要的不在于这些凝缩、置换和时空联系的解梦技巧，这只是一些语言上的置换，非常简单，而在于弗洛伊德提出了一个更加严肃的问题："为什么这个父亲不直接醒过来，而要做梦呢？"做梦意味着耽误了赶快救孩子燃烧的尸体的时间。

弗洛伊德对此解释道，父亲只有在做梦时，才能满足自己再见到孩子的愿望。他并不是看不见，而是他不能在清醒时接受他的孩子已经死亡，必须在梦中他才能看到一个活着的孩子。弗洛伊德后来又做了进一步的解释：后来的研究认为，人之所以要睡觉、要做梦，是为了逃避现实，因为他醒过来后就要被迫看到眼前的现实。最重要的是，拉康对这个梦又做了进一步研究，并提出了一个更加深刻和严肃的问题：人为什么要醒过来？因为在这个梦的解析中，这位父亲后来又醒过来了。醒过来后，恰好看到孩子的尸体在燃烧，然后解决了这个问题。

拉康是这样解释这个梦境的：首先，孩子尸体旁边的蜡烛倒了下来，点燃了孩子的衣服。这意味着这个父亲本可以与实在界进行第一次相遇，但是蜡烛倒下来的轻微的声音，却并没有把父亲完全唤醒。父亲醒来是因为他梦到了孩子责怪他的话语，而这些话使他完全被唤醒了。这代表了什么呢？代表着父亲与实在界的第二次相遇。而第二次相遇如此冲突、如此激烈，终于把父亲唤醒了。父亲是被自己的内疚唤醒的，因为他很可能在孩子生前错过了什么，而这就变成了父亲的创伤，而且他一直在重复着实在界里的一个创伤。除此之外，这里还揭露了一个更加可怕的事实。这个事实就是你永远无法真正地去回应，因为如果你在梦中回应你的孩子，你就会错过孩子的尸体正在被燃烧的现实；如果你醒来后回应孩子的尸体被燃烧的现实，你就会错过在梦中和你活着的孩子的相遇。所以父亲处于一种矛盾的状态。

拉康通过这个梦告诉我们，最经典的观点在于，我们与实在界相遇会发生什么。我们与实在界相遇，总会不可避免地遇到某种正在发生的现实，通俗来讲，就是实在界的在场。我们与实在界的相遇总是失败的。就像梦中揭示的那样，如果你继续睡，那么在梦中你就可以遇到一个活着的孩子，但是如果你想回应孩子的请求，就要被迫醒来，而醒来就无法和活着的孩子相遇，所以，我们总是错过与实在界的相遇。

这种与实在界相遇的错过，同样具有意义。拉康说，与实在界相遇的失败，意味着主体分裂。这就和分裂的概念又结合在一起了。所以，精神分析的这些概念相互之间是全部串通在一起的，把本书中的这些核心概念全部学懂之后，你就应该通透了。

　　这一切对精神分析的实操具有重要的、启发性的指导意义。换句话说，来访者的所有问题恰好就是他把实在界的创伤和他的想象混在了一起，而我们在做精神分析实操时，就是要向来访者揭露他是如何把想象和实在界混作了一团的。

　　说到这里，大家要产生一个联系，即我们现在所说的与实在界相遇，实在界总是用一种在场的方式让过去的时光和现在产生联系，这其实就和弗洛伊德最早的原发压抑与继发压抑产生联系了。

核心概念 44：原发压抑

压抑是一种心理过程，指的是一种能够被意识觉察到并困扰着意识感受的心理过程，是每个人用来控制某些愿望和欲求的方法。

压抑是弗洛伊德研究精神分析时困扰他的最严重的问题，通过压抑他才了解到了什么是无意识，进而了解到无意识是怎么样形成的，以及在进行精神分析的时候，对于这一切，我们该如何去操作。这都是弗洛伊德关于"压抑"概念形成的考虑范畴。

关于压抑，我们可以把弗洛伊德和拉康的理论结合起来理解。压抑在本质上和俄狄浦斯情结有关，而俄狄浦斯情结又与三个认同相联系。这三个认同分别是：（1）对实在的父亲的认同；（2）想象的认同；（3）符号的认同。

这可能会比较抽象，现在，请你想象一下，有一个无意识的结构展现在你的面前，弗洛伊德把它命名为冰山。整座冰山有三层，最上层是意识，呈小尖状，是浮出水面的；中间层是模糊地带，是意识与潜意识相交接的地方，也就是前意识；再往下，是深不见底的潜意识（见图 26）。从这个想象的图形中，你可以看到压抑机制，代表着意识层面我们不愿接受的东西，也就是俄狄浦斯情结中有关创伤和恐惧的东西，会被压抑进入我们的潜意识。而对于这个冰山层图的最下层，荣格又发明了一个新的概念——集体无意识。

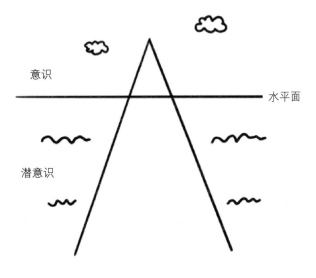

意识

水平面

潜意识

图 26　冰山理论图

　　我们知道父亲的功能是阻止人类一直停留在实在的荒漠里，也就是拉康的实在界。实在界作为"始终在其位置上的东西"，与想象界和象征界形成了对立，是一种先于象征化而存在的不可分割的原始物质性。比如，婴儿饥饿时可以通过吃奶或喝奶粉得到满足，实在界驱使饥饿的"需要"，它以需要的形式闯入了象征性现实，处于一个前象征的位置。通过抵消实在界并将其象征化的过程，"社会现实"才得以被创造出来。总之，"实在界"不存在，因为存在是一种思维与语言的产物，而实在界是先于语言的。实在界"绝对抵制象征化的东西"。而弗洛伊德认为，所谓的"心理疾病"或者"精神病"的现象，实际是压抑进入我们的潜意识之后，反过来再侵入到意识层次。

　　以上介绍的过程，我们叫它原发压抑，也就是把痛苦压抑进潜意识的过程。

核心概念 45：继发压抑

继发压抑理解起来稍微难一点，如同我们前面讲过的原发压抑与实在界相遇。在与实在界相遇的过程中，我们的主体处在矛盾中，一直无法真正与实在界相遇，可是实在界又总是在场，即来源于过去的痛苦、创伤又通过时光隧道来到了眼前，并和现在发生了某种联系。

比如，电影《头脑特工队》里有这么一个镜头，动画人物角色经过一个立体的隧道，通过隧道之后，被压成了片状。这个过程实际上在学院派心理学中代表大脑的抽象过程。如果放到精神分析里，它代表着一种继发压抑的过程。也就是说，当一个创伤形成之后，创伤事件会被压抑进入潜意识，可是这个创伤造成的原本的情绪并不会进入潜意识，而是会停留在意识层面。这在临床心理咨询中表现为来访者有一个症状，却忘记当时发生了什么事。而这份情绪、情感却始终在提醒着我们，一定是有什么被压抑进入我们的潜意识了。

此外，电影《星际穿越》的作者、导演克里斯托弗·诺兰提出了一个哲学问题：如果一个人死了，我们就再不能与他相遇，那我们为什么还要回忆起他呢？按照人的心理机制的发展，我们不应该追求快乐、逃避痛苦吗？这部电影由这个疑问引出了一个故事：原来我们最终可以在四维空间里超越时间限制，可以随时与不同时空的创伤相遇，这种相遇的过程其实就是一个继发的过程。

在心理咨询的实操中，来访者到来后，我们碰触到的恰好是来访者在继发压抑后的展现。比如，弗洛伊德式的精神分析认为，一切神经症都来源于性压抑，强迫症来源于俄狄浦斯情结，它最初的原发压抑是性的欲望；而在继发压抑的过程中，来访者会把情感和原初的事件分离，分离之后，感受、情绪、情感被排除到意识领域，而后会和另外一个不相干的事件、错误观念结合在一起，而这种与错误观念结合之后的情感（情感是原初的，但观念和事件是继发的）会拼命阻止强迫症患者做某件事情。比如，"我必须把手洗干净"，而"把手洗干净"就和原初的情感、情绪结合在一起了。而真正的、最初的、原始的压抑事件被性的欲望压抑留在了潜意识中，而来访者的强迫性动作（比如洗手）、强迫性观念就被称作继发压抑。

这相当于大脑使用一种分离的、分隔的机制，通过强迫的方式把本来的一件事情及相关的情绪、情感分成了两半，一半留在了潜意识，一半进入意识领域。再比如《白蛇传》里的例子，许仙被留在了意识层次，被留在寺庙里当和尚，而白娘子被压在了雷峰塔下。许仙每天打扫雷峰塔。被压到塔下的白娘子相当于原发压抑，而许仙每天打扫雷峰塔，就相当于一种继发性的强迫动作。

正是因为原发和继发的问题，拉康才开始采用不定时的分析设置，当然你可以在 50 分钟内随时结束。之所以这样设置，是因为拉康想要让来访者感受挫败感，再度快速退行。来访者的潜意识有其自己的时间，并不以我们现实的时间为标准而发展。这种设置就解决了原发、继发的一系列的问题。综上所述，也可以说，拉康借鉴了荣格的共时性的思想。

荣格的共时性指的是来访者正在描述的一件事情有可能是他的一个梦，这个梦有可能是他过去发生的某件事，与来访者当下在咨询室或者在生活中发生的某件事产生了一种共时性的效应，这种共时性的效应告诉我们：来访者的潜意识是跨越时间的，创伤本身也是跨越时间的。也就是说，创伤是过去的时光突然进入当下生活中。

小明金句

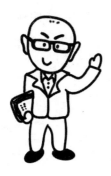

创伤是过去的时光突然进入当下生活中。

· ·

核心概念 46：时空联系

我在精神分析的实操中发明了一个技术和概念，叫作时空联系。在时空联系的具体实操中，我会把来访者在不同时间、空间、不同梦境中说的话重组在一起，然后询问来访者这些分别有什么意义。来访者在不同时间说的有联系的内容，都应该有同一的原发压抑，而现在生活中的一些症状只不过是其继发过程的表现而已。

来访者之所以要把一件完整的事情分割成若干次，在心理咨询的不同时间分别说出来，其实也是一种巧妙的通过前意识审核机制的方法，通过这种巧妙的传输情报的方法，把压抑的事件重新恢复到意识层次。

这就是当我们听来访者在咨询中用自由联想的方式不断说话的时候，我们就要去想象，他说的所有的内容其实是一部意识流小说的原因。在这部小说里，并没有严格意义上的时空性，他说的所有的话，包括从开场到结束的句子往往可以组合成一句话。

我曾在一次微精神分析的实操中注意到，来访者在开场说的话和他在三四个小时后咨询快结束时说的话刚好形成了一个循环。如果大家能懂意识流小说，大概就能明白它是一个什么过程，也就更容易明白原发和继发之间的联系了。

时空联系并不仅仅是为了翻译来访者的无意识，在拉康流派的精神分析实操中，我们还可以通过时空联系，使能指链条上本没有直接关联的一些语言产生联系，从而把固着的能指链条拆开引向新的含义。

核心概念47：实在界的反复

　　围绕实在界我们讲了好几个概念，因为创伤发生在实在界，而符号界是阉割实在界的，也可以叫作切割实在界。"实在界的反复"表面的含义是指我们的创伤在实在界里，它不断地提醒我们有些东西会以一种反复的方式运作，所以人的问题总是会反复出现、反复发生，弗洛伊德把这种情况叫作强迫性重复。而拉康讲的内容似乎不一样。我们先来八卦一下拉康本人，拉康还是比较有女人缘的，他在生活中是一个纵欲的人。从这个角度来看他本人，我们会认为他是以一种放纵的方式象征性地满足自己俄狄浦斯期的那种欲望。拉康认为，我们的精神世界都是围绕着一个空缺而产生建构的，比如，小孩早期在妈妈的怀抱里，之后妈妈离开他，继而断奶，妈妈的缺失就会让小孩产生一个空缺，产生一个疑惑：妈妈去哪儿了？于是，孩子的精神世界就通过这个空缺而产生了。孩子不知道母亲为什么会离开，说明母亲有一种欲望，可是她的欲望并不在孩子身上，于是孩子就要反复地去寻找母亲。实际上，孩子寻找的是"母亲被什么样的欲望吸引走了"这个问题的答案，最终孩子发现这个欲望在父亲那里。

　　这个欲望是一种男权文化的象征，是一套最终要接受社会的法律、规范、规则约束的秩序，因为母亲不能永远和孩子在一起。这一切其实也是社会法律、规范、规则所约定俗成的，于是孩子的欲望开始不断地被这个方向所吸引，并向这个方向延伸。而我们的欲望就是随着这根能指链的链条不断向下滑动，由某一个替代品转向下一个替代品。人生就是这样，在不断寻找欲望的过程中推动着自己向前走。在主体欲望不停地向下滑动、延伸的过程中，他不能永远处于一种空缺的状态，而必须有一个东西去告诉他一些基本的意义以及基本意义的形成，才能使得他不断地向前追求，不断地替代他的欲望指向，这样能指滑动才会产生一个意义。而这个能指滑动的意义是如何产生的呢？他要利用父亲的能指链去锚定他的主体身份的存在。

对于精神病患者，他们恰好是缺少父亲对他们的不断滑动的欲望能指意义上的锚定过程，所以精神分裂症患者的欲望就变成了无法锚定的，变成了胡乱滑动。于是他们什么事情都做，而他们所做的一切并不符合社会文明规范，不具备社会适应性，而被理解为一种症状。而神经症患者的心理结构和精神病患者是不一样的。神经症患者有其父亲的锚定，但是这个锚定的表现是在不停地重复。什么叫作"不停地重复"？我们把这种可见的重复行为称为"实在界的反复"，也叫症状。比如，大家看过卓别林拍的一些哑剧，在一个大的机器上有很多齿轮，假如齿轮在某一个节点上被卡住，那么它就无法向前继续转动，而是不停地做一个反复循环，"咔咔咔"被卡在这里，这个动作就相当于实在界的反复。这种不断反复，就像一个强迫症患者不断洗手的动作一样，就像卓别林在电影里表现的那样，拿一个大大的扳手，然后不停地去拧螺丝，这就是一个强迫性行为。

他的症状在这里不停地反复，然后被卡在这里。就像神经症患者被固着在这里。而精神病患者缺少父亲的能指对他的能指链进行一个意义上的锚定。换句话说，如果站在精神病患者的角度来看我们，就相当于我们傻乎乎地被世界所骗，然后还要不断地去追求这个世界告诉我们的人生意义，并且我们还觉得这样做似乎挺有意义的。然而，在精神病患者的世界里，他却找不到我们所相信的人生意义。也可以这样说，他认为我们追求的人生意义是一个假象，换个角度来看，这反而说明他们看得更透彻。事实上，我们把那种无法在生活中找到欲望，让能指链不断地滑动下去、固定一个方向的人生意义的人叫作精神病患者。

总之，精神病患者认为我们追求的是一个完全不存在的人生意义，我们上当受骗了；神经症患者是他们的能指链反复地在一个地方被卡住了，从而不停地做往复运动。每次说到这里，我都会想起崔健的歌中所唱的："我的理想就是那个旗子，那个旗子包着的盒子，盒子里面装的是什么？人们从来没见过……"就是这个"从来没见过的东西"对我们的人生产生了一个意义，于是我们就不停地去追求这个意义，在追求的过程中，我们就度过了漫长的人生，所以也不知道到底是精神患者疯了，还是其实我们才是疯子。

核心概念 48：想象界

拉康当时建立的三界，很像神话小说里的地狱、人间和天堂。如果真的要和人间来做对比，我认为地狱更像是拉康说的实在界，人间更像是一种想象界，而天堂更像是拉康所说的象征界，也叫符号界。

拉康认为人的精神世界不是统一的，而是被分裂成了三块。其实最早的时候弗洛伊德就告诉我们，我们具有一半兽性，一半人性。我曾提到人的精神世界是分成三块的：兽、人和神。三种精神世界合而为一。因为人的精神世界本身就不是统一的，所以作为一个人，生来必然有痛苦，就如佛家所言"众生皆苦"。

拉康认为，虽然"理想界"这个概念听起来很抽象，不过，对于一名咨询师而言，它是其在治疗过程中标定自己的方向必不可少的一种方法。因为我们用这种方法就可以去理解来访者的自体发生了什么。实际上，想象界告诉我们的就是：一位来访者自我发生了异化——不再是自己了。马克思主义哲学讲到，资本主义社会把人异化成了商品。拉康在这里想告诉我们的是人被镜子异化成了两个不同的自我，这也是一种异化。

拉康的镜像指的是我们被镜子异化成了一个虚幻的自我形象，并且还很迷恋，甚至以为那就是真实的自己。从神经心理学角度来看，想象界告诉了我们一个最深刻的道理：人天生就有一种想象的能力。弗洛伊德把它叫作父性幻觉的能力。就像是一个人在接受催眠之后好像就能看到什么东西。

我在读研时给一个师弟做催眠，让他看到水，结果他醒来后对所有人说，我用水泼了他，实际上什么水都没有。我们每个人都在通过自己大脑的想象机制来看自己和别人（如图 27 所示），看镜子里的那个虚幻。美国动画电影《头脑特工队》里也提到了人的大脑的想象机制。

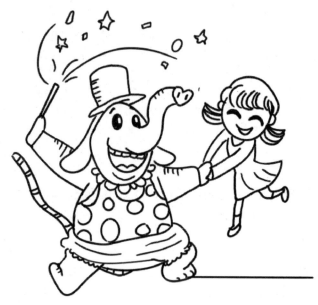

图 27　孩子的想象世界

孩子通过想象的机制就把自己的身体拼凑成了一个完美的、整体的、一致性的、完整的表象。完美的表象形成之后，我们就把它叫作"镜像我"，也有人把它叫作镜像我。

儿童形成"镜像我"的阶段，叫作镜像阶段，也叫镜子阶段。这个阶段一般发生在儿童一岁左右的时候。不过，有些人的"镜像我"形成得并不好，是破碎的，是解离的。在这种情况下，我们就把它叫作一种偏执狂的心理特征。

在精神分析的实操中，当来访者在谈论他自己以及和他想象的某个人的时候，拉康流派的精神分析就认为来访者所说的这些东西是想象界的东西，并且认为，我们不应该认同来访者想象的东西，这和拉康流派之前的传统精神分析相比，完全是颠覆性的。

有一句话叫作治疗同盟关系。所以，很多心理咨询师、心理专家在没有学到拉康理论的时候，都会采用巩固和强化与来访者的这种可靠、真实、互相信任的治疗关系的方式，用关系来作为他们治疗的基石。这种治疗角度强调的是咨询师和来访者萎缩的自我联合起来。咨询师甚至去补充、滋养来访者这种萎缩的自我。通过咨询师和来访者形成的比较可靠、信任的治疗同盟关系来巩固、对抗来访者的心理问题。

这些东西大家听起来非常熟悉，但拉康流派却认为这是不可靠的，这是错误的。因为这种治疗同盟关系恰好强化了来访者自我的异化，他建立的实际上是一种相互欺骗的关系。这就是在拉康流派的精神分析里从来不谈移情关系的原因。

在关于镜像我和想象界的处理方法上，拉康的精神分析认为咨询师要质疑、颠覆来访者提供的关于自我的材料，要不断破除来访者的虚像。这种治疗过程非常像佛教和其他宗教的一种方法，就是要破除你的虚妄。

在咨询实操中，当来访者在谈论到自我这些材料的时候，咨询师要破除这些虚像；来访者在谈论到别人、客体的时候，咨询师也要破除这些虚像。比如来访者在谈到他的父亲时，咨询师就要和来访者讨论清楚，他所讨论的"父亲"这个词汇到底指的是一个实在的父亲，还是一种想象的父亲，还是阉割你的、符号界的、作为法律规范的一个象征界的父亲？

当然，关于想象界如果再展开延伸，有非常多的内涵、外延和咨询中所要注意的东西，在此，我们仅仅把它作为一个名词概念来向大家解释。

核心概念 49：秩序

秩序是拉康精神分析提出的一个观点，意思是来访者的无意识是混沌的，来访者的创伤是未被结构化的，还有一些创伤是被错误结构化的。从这三个角度来看，我们就要对来访者的创伤和混沌进行再次结构化。

具体到精神分析，可以认为中国人的思维模式里似乎有一些量子物理学的观点，所以中国人讲"感应"这个词。我们在具体做案例时，这其中的区分就太大了。

例如，我们在看到一位来访者做的沙盘后，就会发现创伤沙盘的一些特征：非秩序、非结构化、混沌、分裂。治愈的标志是来访者在多次制作沙盘的过程中产生了被治愈的标志象征，这时我们能在他的沙盘中看到秩序感，看到结构化的东西，看到曼陀罗和中心化的倾向。当来访者的沙盘具有这些特征时，我们就可以说来访者具有治愈的特征了。

在语言治疗里（精神分析本质上是语言治疗），荣格是把精神分析的语言治疗变成了一个具有艺术思维的东西。单纯的语言治疗里讲的也是结构化思维，讲的是能不能让来访者在他的创伤中再次结构化，把他的混沌、未被结构化的、未被赋义的内容呈现出更好的、结构化的语言，这些都叫作治愈的象征。荣格的思维里汲取了东方人的思维，所以荣格会讲感应，而语言疗法里的精神分析是不谈这些的。

做精神分析时像什么呢？举例来说，做精神分析时就好像一个庞大的和声体系。如果在音乐里有很多种乐器无序地播放，我们听到的就是一团乱糟糟的吵闹声；如果听到的是一个有序的和声，那么不同的声部在不同的时间、通过不同的乐器发出不同的声音，这就叫作和声体系（见图28）。我们在听来访者说话时也会发现，来访者的语言模式刚开始是混沌的、非结构化的或者叫作固化结构的，而我们就是要跟他重新形成一种像音乐一样的、结构化的和声体系。

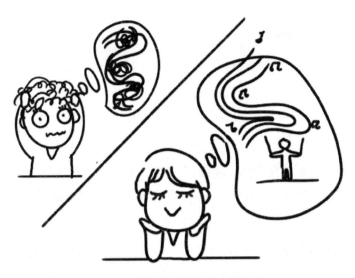

图 28 嘈杂的声音和有序的和声

　　拉康也提到，我们在做精神分析的时候，一方面要像感受音乐一样去感受来访者说话的节奏；另一方面我们要让来访者的语言形成秩序，形成结构化。这代表着那些实在界的创伤有一部分被结构化了，也就意味着进入到语言界，进入到象征界和符号界了。因此，学懂音乐治疗是非常有助于学懂拉康和荣格的精神分析原理的。

核心概念 50：符号界

符号界也被称作象征界。前面提到了能指链，而语言的能指链最终构成了所指和能指的分离，永远无法达到目的物，而有着巨大意义的能指链就构成了所谓的象征界，也叫符号界。

符号界最大的特点就是具有组织性，是一个语言构成的网络，是文明和社会的规范。孩子刚一出生，就被大人拉入所谓"文明社会"的生活中，离开动物状态。他会被教导、被训练、被语言化，包括父母给他起的名字都构成了符号界。孩子在接受父母给他起的名字的时候，就试图将自己和那个名字建立起联系，如果他继承并且认同来自父母的这种语言的能指，就被定位在一个父母、家族的关系中，被定位在一个象征的世界里了，这就叫象征界。

通过这些名词、语言，孩子就把自己和自己的形象紧密地联系在了一起，而这一切的背后有一个大家都熟悉的术语——同一性。也就是孩子自身的身体和他在语言世界里所获得的这个命名要构成同一性。当同一性出现问题的时候，孩子就无法把自己的身体和他获得的这个名字统一起来了。

象征界在三界（即实在界、象征界和想象界）中具有优先地位，具有更高的权力，因为语言本身是有权力的。大家在生活中经常听到的话语权，其实描述的就是语言其中的一种权力。语言的权力还表现在很多女性自出生那一刻起，就继承了父权社会的权力，接受了父权社会语言层面上的权力对她的压抑、管理，甚至是阉割。这种语言的权力有多可怕呢？比如，一个人对你说："我是西安人，我自豪。"当他说这句话的时候，意味着这个象征界的语言就把他捕捉在其中了，他唯一能做的就是对这个"我是西安人"命名的名词进行认同，别无选择。这一系列他自己与象征界的关系，与这个名词的关系，最终构成了他的生活的全部。他的驱动力、生活的幸福感、想做什么样的工作、会不会选择离开这里，都会受到这个语言的影响。

前面介绍过一个概念——父亲之名，可以说，一个人进入象征界最早获得的命名大概就是"父亲之名"了。一个孩子从父亲那里所获得的名字对他所确定下来的意义，同样构成了他的精神世界，并约束着他。不仅约束着他让他明白他是谁，或者能做什么，不能做什么，甚至还约束着他该不该移民，该不该到另外一个地方去生活。当一个小孩开始学说话的时候，他就开始进入象征界了。我们获得的这些最初进入象征界的命名，就构成了以后能够进入的更广阔的能指链条，进入更加广阔的语言的世界的各种不同的意义中。父亲之名往往是一个根基，是一个基石，我们由这里开始组织自己的人生。

一个人能够获得父亲之名，拉康把这个人叫作获得他者。他者也代表着父亲，当然最早的时候他者指的是母亲，接下来是父亲。父亲的他者意味着孩子由这里获得了自己广阔的能指链条，这样他就能在广阔的语言世界里找到自己可以去本位性的东西。有了这个本位性，他才可以逃脱被镜像所俘获、被母亲所俘获的境遇。

一个小孩长大的过程，就像是要穿过一条狭长的隧道，这个隧道里有很多可能会把小孩抓走的东西。若能穿过这条隧道，小孩就会打开门进入"人"的世界，而如果无法通过这条隧道，小孩就会被其中的妖怪抓进去。这两个妖怪，其中一个妖怪可能是来源于对母亲回归的一种欲望，而另一个妖怪就是来源于对镜像里虚假、虚幻的"我是谁"的迷惑。只有逃脱这两个有可能会俘获孩子的东西，人才可能进入人类社会，最终被另一个更加强大的东西所俘获。这个被俘获的东西，我们把它叫作心理健康。

谁把我们俘获让我们心理健康呢？那就是社会规范，就是象征界，也就是符号界。所以，一个人从动物世界不断地奔跑，当他冲出狭长的、黑暗的隧道，最终能够打开那扇门，进入所谓的"文明人世间"的时候，其实就被俘获了。

人注定要被俘获，只不过你是选择被实在界俘获，还是被想象界俘获，抑或是最终选择被象征界和符号界来俘获呢？

小明金句

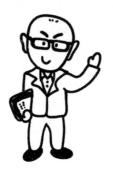

　　谁把我们俘获能让我们心理健康呢？那就是社会规范，就是象征界，也就是符号界。所以，一个人从动物世界不断地奔跑，当他冲出狭长的、黑暗的隧道，最终能够打开那扇门，进入所谓的"文明人世间"的时候，其实就被俘获了。

· ·

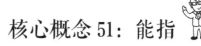

讲这个概念之前，我们有必要先了解下面几个概念。

所指和能指是来自瑞士的现代语言学之父索绪尔所创立的结构语言学范畴的一对概念。在结构语言学中，"意指作用""能指"和"所指"是三个紧密相联的概念。索绪尔指出，"意指作用"表示具体事物或抽象概念和语言符号的关系：一方面表示具体事物或抽象概念的语言符号；另一方面是语言符号所表示的具体事物或抽象概念。他认为，语言符号联结的不是事物和名称，而是概念和音响形象。概念和音响形象是语言符号内部的两个要素。为了避免（语言）符号这一术语在使用上通常只指词语形象（即音响形象）而造成的混淆，他把意指作用中用以表示具体事物或抽象概念的语言符号（也就是音响形象）称为"能指"，而把语言符号所表示的具体事物或抽象概念称为"所指"，"所指"也就是意指作用所要表达的意义。

能指指单词的词形或词音，所指指单词所表示的对象或意义。在大学语文语法课程中，有一门语言学。不过，语言学怎么会和拉康的精神分析扯上关系呢？我想，拉康可能是最早玩跨界的精神分析师了。

拉康是怎么实现跨界的呢？能指本身是一个语言学上的概念，鉴于它具有结构的特征，拉康才引入它并做了深入的探讨。拉康关于语言学的能指理论，有其明显的哲学语境和深刻的内涵，具有语言学和精神分析的双重内涵，从索绪尔那里得到了直接的启发，从而实现了二者完美的跨界结合。

拉康认为，做精神分析的核心目的是为了翻译来访者的潜意识，那么我们应该如何阅读来访者的潜意识？

弗洛伊德认为，阅读来访者潜意识的方法主要看四个方面，也就是潜意识的四个编码：凝缩、置换、润饰和象征（我经过研究，把这四个编码做了改动，分别是凝缩、置换、时空联系和象征）。这四个方面是弗洛伊德的看家本领。不过，虽然现在很多精神分析专家教了100多种防御机制，但是最重要的四点却没有讲清楚。事实上，学懂了这四点，后面的防御机制不用学都没问题了。那么你如何才能翻译出来访者的潜意识呢？

各流派都有一种对来访者潜意识的阅读方法，比如荣格通过原型来阅读来访者的潜意识，他阅读出来的其实是集体潜意识。再比如，拉康阅读来访者潜意识的方法是语言，因为潜意识思维本质上是一种原始思维，被弗洛伊德称为初级思维，或者儿童思维、非逻辑思维。这种思维的特点并不像我们语言中所说的那样，它是没有秩序的。我们之前在讲"秩序"概念的时候，就提到了这一点。拉康认为来访者的潜意识是一种语言的结构，我们通过分析来访者说话的语法就能看出他的潜意识里隐藏的信息，这就是能指链想达到的目的和功用。

大家记住，能指链不仅同弗洛伊德的四个潜意识编码一样，也同荣格翻译集体潜意识的原型一样，它是拉康用来翻译来访者的潜意识的方法，不仅如此，它还被拉康作为一种治疗的方法。来访者的潜意识既然像语言一样有结构，我们就通过对语言结构进行改变，来达到改变和缓解来访者的症状的目的。

对于能指来说，它首先是一个声音，而所指才是一个具有实体意义的概念。比如，我发出"哞"的声音，代表牛的叫声，但并不具有"牛"的实际概念和含义。当我形容牛这种动物，指具体的某一个概念和含义时，它才是所指。因此，我们是通过能指去触及所指的。

本来我们用一个声音来表达一个概念和含义，看起来并没有什么特别之处，拉康却认为我们这样做，用能指去触及所指，中间是有障碍的。

一个能指的声音可以引出各种各样的东西，有时一个动作也是一个能指。这个动作可以指向不同的几个含义，于是能指就像一个网络一样，影响着我们的症状，影响着我们潜意识里的世界，而组织起来的这个世界就被称作象征界了。

拉康的这种看法到底靠不靠谱呢？实际上，拉康的看法是源于弗洛伊德的，因为在弗洛伊德最早的时候提出的四种编码里，凝缩和置换本身就是一种语言上的现象，包括我们生活中所说的双关语，都是一种能指现象。

拉康想告诉我们的是，整个世界就如同一个巨大的能指链，甚至可以认为只有能指而没有所指。归根结底就是能指不断地去指示新的东西，之后不断地往下滑动，在这个滑动的过程中，我们永远无法确切地把能指指向任何一个具体的实在的东西。

核心概念 52：能指链

拉康对弗洛伊德的继承，我们称之为改造，也就是把语言学概念引入到精神分析后，再次进行延伸。把整个语言结构主义都引入到精神分析，于是就有了"能指""所指""能指链"这些概念。

在拉康看来，能指具有独立性。这样，对意义的探询都是能指与所指之间的周游，并在这种周游中把关联的能指扩展到所有方面的地平线。这样看来，语言就是由能指构成的一种链式的东西。能指就像项链的一个个链环。就这样，语言就形成了一个能指链。在更大的话语中，许多能指构成的链又成了大的链环中的一个环。

拉康的能指链本质上是对过去的传统精神分析，特别是对以美国为主的自我心理学流派（包括客体关系流派、自体心理学）的冲击和颠覆。

拉康提出这些概念是想告诉我们什么呢？

他排除了一个人可以指向另一个人的观点。客体关系流派把婴儿指向母亲，自体心理学把一个人指向自己的另外一个自我；而拉康的能指链告诉我们，我们根本指向不了我们想达到的那个地方，所以，人与人之间充斥着欲望、中介物、载体，这些指的就是能指链。拉康流派的精神分析非常反对在做实操的时候，试图把咨询师和来访者绑定在一种关系里。比如，要处理好咨访关系，要有治疗性同盟，要让咨询师扮演来访者的父母这样的角色。拉康认为，这么做会强化来访者的自我虚像，反而不利于来访者真正找到真实的主体性资格。因为在咨访关系中，咨询师与来访者的合作是以一个虚假的表象来产生的合作关系，所以他反对解释来访者的防御机制等，这种做精神分析的方法会全盘地否定这一切。

拉康想告诉我们的是，我们并没有活在一个真实的世界里，而是活在一个语言世界里。关于这一点，我们在前面的一些概念里也讨论过。拉康认为，精神分析是一种咨询，而不是真正在做什么样的治疗。因为我们所有的症状并非真的是我们生理上的东西，而是一个在语言学上由于能指链不断地滑动有时出现的偏差、固着现象，所以拉康认为，治疗了语言，就治疗了来访者的语言世界。来访者语言的精神世界就是他症状的所有核心。

由于所指无法达到，所以能指链永远都在滑动，无法被锚定，就像大海上不断飘浮的船一样，我们无法用语言给出一个准确的含义。拉康认为，这些滑动的过程就是驱力不断地转移的过程，最早的时候由生理上的性驱力最终指向了社会，而最终什么都无法指向到。关于这一点，如果大家觉得太抽象，就去听我前面提到的崔健的那首歌。他想告诉我们的是，我们一直在追逐的是一个放在神秘盒子里的东西，我们一直以为那个东西是可以追求到的。我们不断地长大，从幼儿园开始不断地读书，成年后不断地在社会生活中努力奋斗，因为我们相信那个盒子里有我们追求的东西。

那么，这个最初的东西是什么呢？盒子里到底装的是什么呢？

我认为，拉康想告诉我们的就是盒子里装的是我们人类作为非社会性动物时，也就是当我们像动物一样存在时的那些最初的原始欲望，而这些欲望也可以被认为是弗洛伊德所说的那些最基本的驱力、欲望，只不过它们在能指链不断地滑动的过程中进入到社会，之后这条链变得越来越广、越来越大，最后连成了一个巨大的网络。

大家在一些心灵美文或者心灵网红写的文章里可以看到，他们总在强调要寻找自我。在拉康看来，一个人所谓的"寻找自我"的过程，其实无非就是想用能指把自己固定的过程。能指链条固定了，我们似乎就能找到自我，但是我们这种得到的所谓"稳定的能指"的意义，其实是一个幻想。这个幻想是一个人错误地把真实的动物身体和我们在虚幻过程中、在语言层面上所形成的自我（包括自我和别人的关系）混为一谈了，这两者完全不是一回事。

拉康还认为，所谓的"症状"就是能指链被固化，无法继续往下滑动。人在一生中一直不停地想寻找某个东西，但是却永远无法找到，于是我们的欲望在不断地寻找的过程中不断地延续下去，而欲望本身无法固着在某件事上，这就是人生的过程。你永远有可追求的东西，但是你永远追求不到。

如果站在能指链的角度去看著名的科幻小说《三体》，小说里所说的猜疑链实际上指的是能指链。无论是外星人，还是地球人，都互相猜疑彼此，如果这种猜疑能够不断地进行下去，并且在任何一个地方都不停止，那么这个彼此猜疑的过程就构成了每种民族的欲望，也就构成了在这个星球上生存的驱动力。如果它不再往下猜测，固定在某个地方，症状就会出现。

所以，拉康并不解决症状，只是把症状推动下去。

如何推动能指链？这个我们在做"扪心问诊：手把手教你做心理咨询"的实操咨询课中教过大家，这些是做微观层面上的心理咨询要学的东西。它借助语言来实施，我们之所以在做这一课程教学时总是逐句分析、教学，教大家话术，就是因为我们说话的目的就是不断地引出新的意义，让来访者固着的某个含义能继续滑动。

说到这里，你会发现拉康的精神分析自有其高明之处。我还要特别强调，在我国目前的精神分析教学和培训中，绝大多数咨询师仅仅学到客体关系流派和科胡特的自体心理学流派，就不再学习了，导致他们被固化在某一个地方，而不把精神分析的学习不断地滑动下去。

小明金句

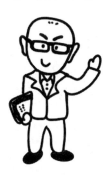

人在一生中一直不停地想寻找某个东西，但是却永远无法找到，于是我们的欲望在不断地寻找的过程中不断地延续下去，而欲望本身无法固着在某件事上，这就是人生的过程。你永远有可追求的东西，但是你永远追求不到。

核心概念 53：微精神分析

对于微精神分析，绝大多数学心理学的人和学精神分析的人都不太清楚，甚至很多人都没有听说过。

微精神分析学（micropsychanalyse）是西里维奥·方迪（Silivio Fanti）在"虚空"这个概念的基础上建立起来的精神分析学的一个分支。微精神分析超越人的潜意识，研究人的心理现象，把对人的研究推进到能量组织和构成人的虚空之中。

微精神分析的创始人方迪沿循弗洛伊德精神分析的传统方法从事医学实践，获得了成功和荣誉。但是 10 年之后，他改变了工作方法，试图把精神分析推进一步。他用微精神分析的分析方法在 20 多年的时间内，为世界各地不计其数的患者进行治疗。

为什么会有这种分析方法呢？

方迪在 1953 年曾为某国一著名政治人物做过精神分析治疗：治疗九次，每次 45 分钟，用的是传统精神分析的程序。不幸的是，这位患者在奉召回国后，不久就自杀了。这次失败给方迪带来了极大的震动。作为一个热爱精神分析治疗事业的医生，方迪对自己说："要么你停止精神分析实践，要么就必须改变方法。"他选择了后者。他的微精神分析学研究也就由此开始……

其实，弗洛伊德最早也是通过长程的更密集频次给来访者做精神分析，那时他会一周给别人做很多次咨询，只不过后来的继承者们继承的是一个比较缓和的精神分析。

当然，微精神分析不仅仅是在频次上有了改变，最主要的目的是让来访者能够在精神世界里和咨询师更加深刻地联结在一起。所以，你也可以认为，在微精神分析的实践工作中，来访者会发生更深层的退行。因为你在一周内每天和一个人在一起的时间都超过了两小时，在这个过程中，人们会发生更深层次的精神上的联结，所以微精神分析对于治疗成瘾行为、自杀危机干预有效，它在某些时候能够让来访者的精神世界暂时稳定下来。我曾经也试过用微精神分析的方法来帮助想要自杀的来访者，的确能够让来访者的精神世界稳定下来。

微精神分析的思想是，微精神分析既然想把来访者退行到更早的地方，那么它是想治疗人们更早时候的创伤，甚至可能是胚胎时期的创伤。现在心理学认为，人们在胚胎时期就已经受到很多干扰。比如，母亲的情绪就会干扰来访者。如果母亲焦虑，身体就会分泌更多与焦虑有关的激素，这些激素通过脐带传递给了孩子。在这样的状况下，孩子出生之后可能就是一个焦虑性人格的人。因此，微精神分析的治疗深度是从胚胎期开始的，并且要求来访者和咨询师在长期的咨询过程中相伴相随。也就是说，如果咨询师要出差，那么来访者也要跟随。

我曾经做过这样的案例，我到一个地方去出差，来访者就跟着我。很长的一段时间里，我每天都对他实施了微精神分析，每次做精神分析的时长达两个小时，甚至更长。

微精神分析在具体实操中和传统精神分析还有什么不同呢？它们在技术上不一样，特别是时空联系的技术不一样。

以前给大家讲传统精神分析时，我发明了一种治疗方法叫时空联系。什么是时空联系？把来访者在不同时期说的话联结在一起，组成一个内容，就叫时空联系。不过由于微精神分析一次的时长达两三个小时，来访者在一次分析里就会产生很多的时空联系。有时，来访者在开头说的内容，到他长达两三个小时的咨询快结束时，又会回到起点，这样就产生了一个循环。当循环产生时，我就会做一个时空联系，提醒来访者注意语言中的循环，并试图让其做出解释，当然解释的主体是来访者。

很明显，无论是在理论上，还是在治疗的深度、治疗的频次和技术运用上，微精神分析都有新的不同，同时它运用的范围在某些时候是过去的精神分析所不能企及的。

核心概念 54：原型

    原型是荣格流派分析心理学中的一个概念，它在荣格的治疗体系里有着非常重要的地位，也可以认为它是荣格看待人格的一种方式。原型是指神话、宗教、梦境、幻想、文学中不断重复出现的意象，它源自民族记忆和原始经验的集体潜意识。

    荣格从中国古代道家的秘籍受到启发，原型理论背后也可以被认为是原型意象。实际上，原型理论和原型意象可以被看作一回事。通俗地讲，远古时期，我们的老祖宗们整天都会做一些活动，有些活动他们还会做很多次。那些活动，尤其是一些大型活动是不是都会印记在原始人的脑海里呢？他们会通过一种艺术的方式（如壁画的方式），或者印记的方式把这些活动一代代继承下来。在一代代继承和记忆的过程中，就相当于产生了一种画面感，这种画面感实际上就是一种原型意象。原始人做过的一些活动中，最多的就是各种各样的仪式。

    上面是我们对原型通俗的解释。荣格对原型有着自己的看法，他的标准解释是：原型就是一种原稿，这种原稿可能是一种神话的主题，包括神话故事、人间故事、民间传说，也包括在很多绘画、雕刻等艺术形式中展示出来的、具有画面感的、原始人反复操作的东西（如图 29 所示），最重要的是这些构成了一种叫作祖先经验的东西。

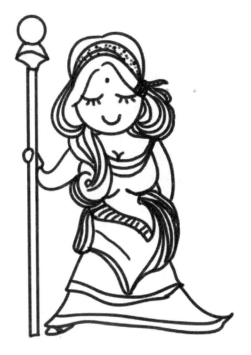

图 29　神话故事中的人物原型

荣格的这种说法靠谱吗?

20 世纪初期，遗传学发展早期的一些遗传学者曾注意到行为与遗传的关系。60 年代后期，行为遗传学逐渐发展成为一门独立的学科，叫行为遗传学。行为遗传学认为，如果我们祖先经历的很多事情有非常重要的进化心理学的含义，能帮助我们趋利避害的话，那么这些东西都有可能被遗传。

荣格所说的原型有很多种，其中有一些非常著名的，如男性的原型、女性的原型，也把它叫作阿妮玛（Anima）、阿妮姆斯（Animus）的原型，还有迷宫的原型等。

总之，荣格认为世界上的一切事物都有可能存在着原型，原型的种类是非常多的。包括我们说的阴影原型，阴影原型很像道家太极八卦图里的"有阳就有阴"。

还有一个荣格给予更多关注的原型——人格面具的原型。一个人有不同的性格面具，也就是我们常说的"见人说人话，见鬼说鬼话"，其实也很好理解。还有一些原型，如母亲的原型，在我国，母亲的原型可能是女娲娘娘，也把她叫作大母神的原型。

我们每个人都有一个医生的原型，我们内在都有一种愈合自己的力量，所以这叫作治愈者的原型。我们一旦激活这种原型，就可能会调动我们身体里的免疫系统来帮助自己对抗心理疾病，甚至是身体疾病了。

如何才能够激活这种原型呢？把人置于原型之中，人们就会被激活。例如，一场仪式化就可能激活我们的祖先经验，激活我们的某种原型，这也是为什么很多宗教、迷信、跳大神有时真的可以起到治疗作用。这是其中一个原因，就是和原型治疗有关系，还有一个原因可能和我们讲的内射治疗有关系。内射治疗也是一个内容比较丰富的概念。不过，荣格也说了，如果一个人过度地认同原型，那么也可能会诱发精神病的状态。

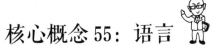

语言并不是精神分析的独有概念，因为语言对应着拉康的另一个概念——言语，所以要先讲语言。另外，精神分析各流派是借助语言来进行操作的，弗洛伊德最早把这种疗法叫作谈话疗法。

语音、手势、表情是语言在人类肢体上的体现（如图 30 所示），文字符号是语言的显像符号。

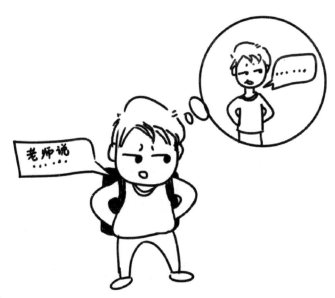

图 30　语言表面含义和背后隐喻

在精神分析的微观实操里，最重要的就是听懂来访者所说的语言的含义、语言背后的潜台词，以及他的语言到底隐喻着什么。

认知流派和行为主义流派对语言的看法更深刻。语言构成了我们的思维方式，甚至有语言决定论的说法，也就是操作哪种语言就束缚或限定了哪种思维的方式。关于这一点，科幻电影《降临》说的就是这个意思。操作不同的语言就拥有不同的思维，操作外星人的语言就拥有外星人的思维方式。

拉康认为，语言就代表着孩子不再继续在实在界里，他通过无声的方式就可以要到一切想要的东西了。当孩子开始说话的时候，就代表着他进入到了一个象征的体系中。例如，当他想要吃奶的时候，如果他不说话，嘴里含着乳头，就代表着他一切都拥有了，当然不需要说话；当他不含着乳头的时候，就被迫要说话，因为借助说话他才能够告诉母亲他想要什么。

进入到语言层面，意味着我们从实在界、从动物状态开始进入到文明状态，因为语言是人类共同约定俗成的、一种传播思想的方法。所以，语言具有规范性。

语言的规范性意味着人类文明的法律、规则和道德规范，也意味着某种程度上的超我。拉康流派在做咨询实操时的技术方法主要就是用语言去重新切割来访者的动物性部分。

学院派心理学对语言的看法也很多。例如，语言本身创造了一个语言的世界，拥有什么样的语言就有什么样的看待世界的方式，你眼中看到的世界实际上都被你操作的语言束缚着。所以，与其说我们活在一个真实世界中，倒不如说我们活在一个语言的世界中。语言创造了什么词，我们就看到了什么词；语言所不存在的词汇，我们的眼睛就无法看到。因为你看到了却无法描述它，所以你无法看见。

同样，来访者的创伤也是要借助再次语言化的过程来进行医治的，因为来访者需要用语言来对创伤进行解释，获得一个说法。后来弗洛伊德发现，当一个人的潜意识被压抑的时候，他就无法借助语言诉说。当他无法用语言诉说的时候，就会被迫通过身体的方式来诉说，这时就会产生躯体化的疾病。拉康流派认为这是将语言的能指用身体来表达，身体就成了能指。当然，身体成为能指是最常见的癔症患者的一种防御方式。

另外，语言又不能描述所有的事情，一旦我们开始操作语言，就意味着一些东西我们永远都无法说出来，有些感受、经验会被丢失掉，因为我们人类的语言和真实感受之间是有鸿沟的。这种鸿沟上的差异就代表着那些无法被语言化的部分会给我们带来精神上的困扰。所以，精神分析各个流派都认为治疗的要点就是要帮助患者把那些无法被语言化的东西说出来。

核心概念 56：言语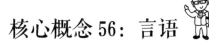

　　言语是和语言相对应的一个概念。人们运用语言进行交际的过程叫言语。语言和言语是两个不同的概念。语言是社会现象，是语言学研究的对象；言语则是心理现象，是心理学研究的对象。言语是指人们对语言的运用，它有两个意思：一是指人的说和写的过程，是人的一种行为，叫言语活动或者言语行为；二是指人说出来的话和写出来的东西，也叫言语作品。拉康就是要让我们区分言语和语言这两种不同的状态，在精神分析的实操中，我们也要在来访者的语言中去分清语言和言语。

　　拉康认为，潜意识具有一种可以被描述出来的语法结构，这种语法结构和语言是一样的。

　　一个孩子在学会语言的过程中，就是通过语言进一步固化了他的潜意识的某种结构方式。孩子从语言中获得了自己的位置和身份，甚至包括自己身体的一种表象。我们大多数人认为，语言是通过嘴巴说出来的，"我"是发出语言这个动作的主体。但是拉康认为，恰恰相反，是语言创造了我们自己和我们与世界的关系，不是我们主宰语言，而是语言主宰我们。因为语言是社会规范和秩序的象征，它诞生于我们出生之前。

　　人类获得的语言创造了一个世界——语言的世界，这个世界并不是真实的世界。因此，当人类创造了语言并用语言来描绘自己生活的世界时，我们就失去了世界的真实性，失去了真实世界和我们感受的一致性。拉康认为，这种真实感丧失就是精神病患的根源。

　　在精神分析的实操中，我们要注意观察来访者说话的语言风格。拉康流派认为，要注意来访者的语言节奏，例如，有的来访者的语言风格是喘息的、叹息的，是无法表述的，他的语言总是中断的、非流畅的，等等，这些语言风格反映出一个人在儿童时期在身体发育、心理发育方面经历了一些什么内容（见图 31）。

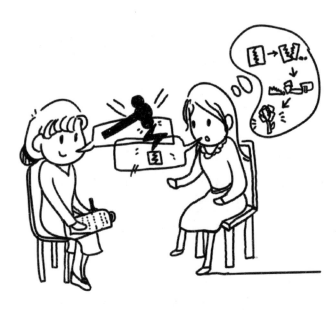

图 31　来访者中断、非流畅的语言风格

所以，拉康流派特别重视听语言的形式，而不是听语言的内容。比如，我们更加重视的是他说话的口气听起来总是抑郁的，而不是他说话的内容是什么。再比如，我们有时会听到来访者的语言中有更少的支配性、控制性，说得更多的是疑问句，或者说得更多的是理解别人的语言，这样的语言风格代表着他仍然处于早年和母亲的关系中，他是被操纵的、是服从的，还没有真正进入俄狄浦斯期。所以，这种语言风格本身就是被动的。

在拉康流派的精神分析实操技术中，我们要分辨出来访者什么时候说出的是语言，什么时候说出的是言语。

这看起来似乎有些抽象，通常是这样来区分的：如果来访者说出的是语言，他接受着别人对他的异化；如果他说出的是言语，代表着来访者正在与操纵他的人（也就是潜意识里控制他的那个人）展开对话。言语才是对来访者本身有意义的，因为通过这种言语的方式，来访者才有可能获得自己的自我主体性的资格。

语言也是拉康的符号界里的关键内容。符号界也叫象征界，主要代表着秩序，包括结构化的东西，语言中的结构化、逻辑性，还有社会规范。拉康也通过对来访者说话的言语进行重新断句，重新用标点符号来改变这句话本身的结构。语言也代表着来访者对自己早年创伤的误读，或者说错误的赋义，这些东西需要用语言进行新的赋义。

新的赋义过程包含两部分：一部分是对混沌的、未被赋义的内容进行赋义，这样就能进入符号界；另一部分是对那些错误结构化的、错误赋义的内容进行重新赋义。

拉康要做的就是粉碎语言、生产出真正的言语、确定来访者的主体性的资格。精神分析的治疗到拉康流派就变成了言说的过程，所以拉康流派的精神分析仅仅让来访者说话也可以将其治愈。但这并不代表着，对于心理咨询的任何流派，只要来访者不断地说话就能被治好，最重要的是他说出来的是语言还是言语。只有在这种情况下，咨询师才能真正和来访者的主体相遇。

核心概念 57：自我

　　自我亦称自我意识，主要是指个体对自己存在状态的认知，是个体对其社会角色进行自我评价的结果。在我们的经验中，觉察到自己的一切而区别于周围其他的物与人，这就是自我，就是自我意识。这里所说的"自己的一切"指的是我们的躯体以及我们的生理与心理活动。"自我"这个概念听起来很简单，但是每一个流派对它都有自己的论述，论述的内容也不尽相同，而且还有许多相近的概念（如自我、自体、主体）互相纠缠在其中。

　　同理，像我们之前所探讨的那样，在中国古代哲学里面，自我和母亲是合二为一的，是一体的，所以也叫作一体化的概念。自我和大他是一体的，自我和母亲是一体的，所以中国人用了一个比较大的"我"的概念。

　　一般而言，我们所说的"自我"，至少包含三个不同的自我：身体的自我、社会的自我、精神的自我。

　　拉康认为，精神上的自我其实是被别人操纵的，从这个意义上讲我们也没有自我。他认为，一个人的一生在心理发育的过程中，拥有自我的时间非常短暂。例如，小时候他没有自我，他是母子一体性的。后来他是被母亲所控制的，再长大一点，他拥有一个自恋阶段，在自恋阶段和被母亲控制之间的短暂的几个月，也就是在一岁之前有几个月的时间，孩子似乎拥有自我。但是，随着孩子进入镜像阶段，孩子的自我又被镜子里面的那个欲望所俘获了。于是，自我又失去了。再长大一点，孩子又被父亲的欲望俘获了，这时同样又没有自我了。

　　拉康认为，我们在一生中实际上拥有自我的时间太短暂了，基本上没有自我。于是，拉康创造了几个和自我相对应的概念，如"他我"、镜像我。

　　那么，一个人到底是否拥有自我的意识呢？有些心理学家认为，所谓的"自由意识"是个假象，我们似乎从来就不曾真正拥有过自由意识。

弗洛伊德提到了其他的"自我"概念，他把"我"分成了自我、本我、超我。在弗洛伊德的概念里，人的精神世界分裂成了三块。

罗杰斯认为，人的自我分成了现实中的自我和理想中的自我。这一点和科胡特的概念相似，科胡特把自我分成虚假的自体和真实的自体。除此以外，还有很多流派都对自我进行了划分。各种自我的概念层出不穷，所以在精神分析里，如果一个人真的想了解自我的概念，就基本上代表着把所有的流派都弄清楚了。

例如，荣格的"自我"的概念实际上是依据一个原型的自我的概念。

我们也可以这样认为，只要有一种心理学的流派，就会有其所对应的自我的概念，于是大家就看到了目前的多种"自我"概念。

还有一些比较小的流派，如阿德勒的精神分析，所谈到的自我是自卑的自我，同时产生了与自卑有关的自卑补偿的问题。

客体关系流派的自我实际上是客体的我和自体的我之间的关系，指的是在人格内部拥有自体和客体，自体和客体之间又被分裂成了多个不同的客体表象和自体表象，于是人格里面就显得异常热闹了（如图 32 所示）。

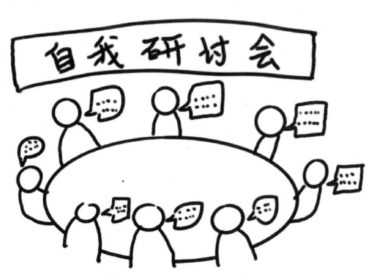

图 32　自我研讨会

核心概念 58：人格图

前面提到精神分析的"自我"概念非常复杂，各流派都建立了关于自我的概念。于是人格自我就显得流派异常之多，简直就是百家争鸣。有的学员就会说："他们好讨厌，搞了这么多的人格概念，分明就是不想让人睡觉的节奏。"还真的有一个人和我们的想法一模一样，也开始声讨这种行为，这个人就是克恩伯格。

克恩伯格最想做的事情就是把分裂的精神分析各流派整合成一个流派。当然他所做的这件事情也不能说有多成功，因为他主要做的就是把那些对象关系流派和自我心理学流派整合在一起。

对象关系流派也就是我们前面谈到的客体关系流派，所以他想把自体、客体、自我这些不同的概念整合在一起，这是非常难的。拉康的精神分析比较关注人和欲望的关系，所以拉康也反对客体关系流派。不过，克恩伯格没想过把拉康理论再整合进去，那样的话也太复杂了，不可能存在一个图里。

为了更好地了解克恩伯格，我也尝试用一张人格图把各流派不同的理论放到一起。不过人格图里并没有包含比昂和拉康的理论和思想，如果将它们都放进去就过于烦琐了，以至于无法认识和学习了。我尝试着把弗洛伊德的三元关系以及科胡特的自体和自己的关系、客体关系流派、自体客体的关系放到一起，从而形成了一个人格图。

在人格图里，我们能看到什么呢？你可以画一个大圆代表人格图，然后在这个人格图里画一个小圆，小圆内画出一个小孩与母亲为母子一体性的画面，那就是人格图的最核心部分；接下来小孩的脐带被剪断，主客体分离了；到孩子六个月大的时候，母亲的客体和孩子的自我或叫作自体之间就分开了。于是我们得到人格图里的第二样东西，就是一个大大的母亲，一个小小的孩子，两人又分开了；再往下走，就进入三岁时的弗洛伊德所谓的"俄狄浦斯期"了，这时我们将得到一个三岁时的母亲、三岁时的父亲和三岁时的孩子。

到此为止，我们可以把之前所说的几个流派都放进去，这就形成了一个人格图（见图33）。

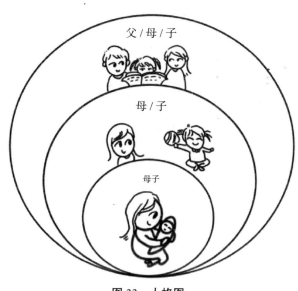

图33 人格图

人格图最主要想告诉大家的是什么呢？

各流派都认为，人的精神世界是分裂的，不是一个整体。这种观点和中国的哲学思想是相反的。中国的哲学始终都想把人纳入宇宙的范畴，于是产生了天人合一的哲学思想，并没有去将主体和客体分开。西方的精神分析谈的是斗争哲学、分裂哲学，他们认为，人的精神世界并不是统一的，而是分裂的。

克恩伯格整合各流派的载体是什么呢？他抓住了一个东西——驱力。

如果我们沿着驱力的视角去看克恩伯格做的整合图，就比较容易看懂了。借助驱力来看，我们可以看到，当小孩和妈妈分离之后，产生了母婴关系。于是，儿童就有了指向早年未分化的母亲的驱力。到了俄狄浦斯期，孩子又分化成自体和两个客体（一个爸爸的、一个妈妈的不同客体），这时孩子又有了另外一种指向不同客体的驱力。克恩伯格主要是对边缘型人格障碍和自恋型人格障碍患者进行了很多精神分析的工作。

他在这些工作中逐渐摸索出一套关于这些人的人格模式。比如，他发现这些人的人格里有一个真实的自我，有一个理想的自我，还有一个理想的客体。这些不同的自体、客体之间都充满着驱动力。

这一切想告诉我们的是什么呢？那就是我们人格的内部是分裂的。就像联合国一样，有那么多的成员国，其实各成员国之间的关系是分裂的。虽然是分裂的，但是我们却在联合国"这面大旗"下共同工作。这样就构成了所谓的"人格"。

看起来我们既拥有完整的、统一的性格，但实际上每一个人的性格内部又充满着分裂的意味，这说明人的确有不同的性格侧面。

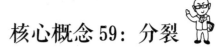

分裂，当大家听到这个词的时候，可能一瞬间联想到的是精神分裂，还有人会联想到人格分裂。

这两个概念到底有什么差异性呢？

我们提到的分裂，更多的是指一种心理机制在发生作用。你可以认为分裂本质上也是一种防御机制，这里心理机制和防御机制可以被认为是一回事。精神分裂或人格分裂所说的"分裂"，和我们这里讲的"分裂"概念是不一样的。

精神分裂更多的是指患者思维、情感、意志已经不协调，产生了幻听、幻视的现象。有一些精神疾病的症状表现为精神活动不统一，主要是来访者歪曲了他的真实世界和想象的世界，于是产生了分裂，使得他的思维、情感之间不协调，所以叫作精神分裂。

精神分裂指的是一种病因未明的常见精神障碍，包括感知思维、情绪、意志和行为等多方面的障碍，以精神活动的不协调和脱离现实为特征。患者通常能维持清晰的意识和基本智力，但某些认知功能会出现障碍。多起病于青壮年，常缓慢起病，病程迁延，部分患者可发展为精神活动的衰退。在发作期，患者的自知力基本丧失。

而人格分裂是可以包含在精神分裂里面的。给大家做一个区分：人格分裂并不一定就是精神分裂，但是精神分裂的患者可能会出现人格分裂这种心理症状，这代表着两个概念并不完全统一。人格分裂是心理疾病的一种。比如，解离性身份疾患或多重人格，就是当事人的性格似乎分成了好几个，一会儿叫阿三，一会儿叫李四，这就代表着人格分裂了。

人格分裂非常具有戏剧性，很多电影里喜欢拍摄人格分裂，还有一些恐怖片也喜欢拍摄人格分裂，因为这看起来更好玩一些。

当我们把"分裂"这个概念用于谈心理机制或防御机制的时候，大家首先要明白，分裂的目的实际上是一个人为了保护自己而采用的一种方法。

这是什么意思呢？

比如，一个母亲很自恋，一会儿对孩子好，一会儿对他不好，于是一个母亲就变成"两个母亲"了——好的母亲和坏的母亲。这时，孩子就被迫分裂成两个不同的孩子来对应两个不同的母亲，否则他无法产生人格和感受上的同一性。如果这种同一性不能产生，就会引起认知失调。认知失调并不是精神分析的概念，是学院派心理学的概念，指的是我们不能用一致性的、同一的方法来看待一个人，所以背后要分裂成两种状态。当我们的内部被这样分裂时，一个人自我的精神世界也开始分裂了。这种情况就叫作分裂的心理机制，也是一种防御机制。

仅仅如此还不能打发一些精神分析师们的无聊，他们又引入了两个新的概念，一个叫作垂直分裂，一个叫作水平分裂。

这其实是客体关系流派之后科胡特自体心理学流派创造出的两个概念。科胡特用这两个概念区分或修正了弗洛伊德对于分裂的看法。

什么叫垂直分裂？什么叫水平分裂呢？

打个比方就是，如果你把一个瓜竖着切一刀，就叫作垂直分裂；如果横着切一刀，就叫作水平分裂，或叫作平行分裂。看起来无论是竖着切，还是横着切，其实切开后都是两半瓜，二者到底有什么区别呢？

我们先谈谈垂直分裂。假如我们把瓜竖着切一刀，这个瓜就被分成了两半。举例来说，父母对待孩子，有时会夸赞孩子："哇，这孩子真乖！真能干！能替父母做这么多事情了！"他们硬生生地把一个小孩夸成了一个大人的模样，于是这个孩子被过度地拔苗助长，变得早熟了。实际上这个孩子本身还是个孩子，在这种情况下，孩子就被迫分裂成两个样子。他被迫去迎合父母的需要，而把自己给扭曲了，于是，孩子本身的性格被分裂了，我们把这种情况叫作垂直分裂。

如果我们从瓜的中间水平切一刀，就代表着这个瓜上半部分和下半部分分开了，其实也就是意识和潜意识分开了。如果孩子的需要总是被父母忽视，那么最终孩子自己要去压抑自己潜意识的需要。于是，孩子最终将无法深刻地理解自己到底想要什么。我们把这种情况叫作水平分裂，这个孩子的人格就发生了水平分裂。

　　分裂还有其他的说法，在精神分析的其他理论看来，分裂的防御机制指的是：一个人把自己不能容忍的东西抛洒到外面去，以便让自己的精神世界里永远纯净一片。这种情况似乎是精神洁癖，似乎自己内心干净了，但是他把内心不能容忍的东西抛洒出去后，就会产生一种像精神病一样的幻觉。所以一个人把内心不能容忍的部分投射到别人身上的情况也叫作分裂的机制。图34就是一种典型的分裂的画面。

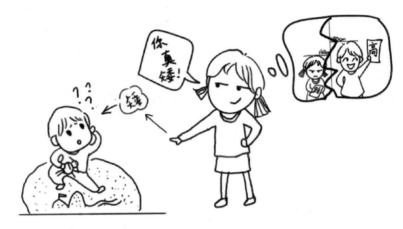

图34　分裂机制的情景

　　有的患者会在临床上对我说："赵老师，我闻出来了，你是一个善良的人。"他在内心把人分成了绝对的邪恶之人和绝对的好人，这实际代表着他把自己内心不能容忍的邪恶部分抛洒出去，反映到别人身上，这也是一种分裂的机制。这里的分裂机制，看起来更像是一种心理机制和防御机制，有点类似于投射的概念了。

核心概念 60：焦虑

弗洛伊德的精神分析最早的时候就是在研究焦虑。他发现了人的一种重要的心理机制——压抑，并由"压抑"建立起关于神经症的一些概念。

因为弗洛伊德本人是一名医生，所以最初他是站在生物学的视角研究焦虑的。他最开始认为焦虑是大脑的一种中毒状态，好像是人在焦虑的时候大脑会分泌出过多的某样东西，结果人就中毒了。这种说法似乎有点道理，因为长期的心理压力、心理焦虑会引发肿瘤、癌症等疾病。但是对于这种机制，我们一直都没研究明白：这种通道是怎么产生的？一个人心理的焦虑怎么会诱发 DNA 分子上的改变呢？

然而，最新的心理学研究有一个非常奇特的发现，肿瘤这种东西就是喜欢生存在神经元、神经细胞、神经系统的周围，它们甚至依靠神经细胞传递和分泌的分泌物来刺激和影响自己的生长。一个人在快乐、生气、痛苦的时候，这些神经元会分泌不同的激素。肿瘤细胞对这些不同的激素非常敏感。我曾经在一个系列微课"心理学是个什么鬼"里，专门强调和谈到关于心理学与肿瘤之间的一些深层的影响因子。

弗洛伊德最初认为，焦虑本身是一种信号。意思是当我们焦虑的时候，代表着我们正在发出一个信号，一个危险的信号，一个针对某种创伤、条件反射的信号。这些信号在生物学基础上就代表着分泌了某些激素，最关键的是肿瘤对这些神经系统之间传递的信号非常敏感。

这就是为什么焦虑等心理上的问题对人的身体、对人的肿瘤癌症等疾病的影响十分巨大。

同样是焦虑，但是弗洛伊德和拉康的观点是不一样的。弗洛伊德认为，焦虑是因为我们失去了某些东西，比如，与母亲分离等，于是产生了一个词叫作分离焦虑。很多学到传统精神分析的人，或者只学会传统精神分析的人，他们嘴上最喜欢说的词就是分离焦虑。当一个人开始使用"分离焦虑"这个词的时候，你就知道他没有学过拉康的精神分析，他只懂得精神分析前半集的故事。

而拉康说焦虑不是因为分离而产生的焦虑，而是因为无法分离才带来了焦虑。相对于传统的客体关系流派重点强调孩子和母亲之间出现问题是因为缺乏爱等，拉康关心的是缺乏的缺乏，意思是母亲填满了孩子的精神世界，使得孩子无法分离所带来的问题和焦虑。

比如，现在社会上有很多心理学网红喜欢说一些夸大的话，什么"父母皆祸害""做一个足够好的母亲"等，这些都说明他们只学到了精神分析的前半集。因为拉康强调的是：正是因为母亲填满了孩子的精神世界，父亲无法介入，没法让孩子与母亲分离，所以孩子无法获得一个父性规则和进入社会文明法则生活的可能性。这不仅仅引起焦虑，还是很多人患上精神病和神经症的源泉。

当我们不断地强调父母的不好造成了某些人的心理问题时，千万不要忘记还有一些人是因为父母对他们过好而带来的精神疾患。因为他们缺乏"缺乏"，缺乏必要的缺乏，所以他们不是因为分离而焦虑，而是因为无法分离而产生焦虑。

弗洛伊德认为，最初焦虑是没有对象的；而霍尼认为，焦虑是有一种基本焦虑存在的。这种基本焦虑就是对父母既依赖又敌视的矛盾情感。所以，焦虑到了霍尼那里，已经带有一些拉康的影子。

拉康进一步认为，焦虑的对象就是小 α。对于母亲，对于最初离开自然界的那部分东西，就像是导致离开伊甸园的那个欲望小 α。相对于弗洛伊德和传统精神分析流派特别强调的分离焦虑，拉康有一个对应的词汇叫作阉割焦虑。

焦虑有时有明确指向，如"面试"，有时也指向未来不确定的事，不一定清楚焦虑的人、事和物（见图 35）。

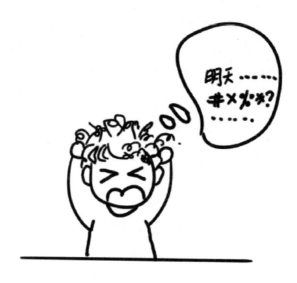

图 35　对于未来的焦虑

　新精神分析：心理咨询师必知的100个核心概念

核心概念 61：内化

现在我们来讨论"内化"这个非常普通的概念。无论是我们生活中，还是学院派心理学，抑或是精神分析都在说这个词，而且此概念经常被认为和"内摄""认同"混淆，是同一个概念，它们有时很难区分，有时你会听到有人说"内摄"，有时又会听到有人说"内化"。一般而言，我们在生活中说"内化"时指的是一个学习的过程，比如，说"他内化了经验"，似乎就变成了一个学习的过程。

不过，有时内化又和内投比较接近。比如，一个人最开始的力比多是投注向客体或者说投注到他的母亲的，假如他的母亲没有给他一个恰当的回应，他受挫了，就有可能把力比多撤回来，然后再投向自身，在这个过程中有可能产生一种自恋性投注。在精神分析里，把指向客体的投注转向原发性自恋的投注的过程叫作内化的过程。

还有些时候，内化的过程代表着我们把外在的母亲或者外在的某个客体的形象内化之后再去除。本来它具有一些母亲的人格化特质，我们却要把它去人格化。去人格化之后，母亲本身已不是母亲了，但是母亲的性格、脾气、某些爱好、长相等都可能被我们内化为自己的一部分，这个过程也可以被称作内化。不过，如果我们把客体内摄进来，然后再把它去人格化，让它成为我们的一部分，那么我们甚至都不觉得那是母亲。在旁人看来，你的性格、你说话的方式、口气很像你的母亲，但是你自己却不觉得，实际上这也是一种内化，而且这种内化也有一定的价值，它使得自己能够从客体中解放，而不至于永远都用这种方式说话。如果一个人总是用这种方式说话，代表着他并没有完成内化，他只是把外在的一个客体内化进来并受到外在客体的奴役。

说了这么多，大家是不是发现"内化"这个概念似乎在哪里都可以用，但是"内化""认同""内摄"这些概念在专家和精神分析师的口中，有时的确是被分开使用的？不过，你要让他们说明白具体的、细微的差异，谁也说不上来。既然有时要分开使用，那就说明它们的确有一定的语境性。在不同的语境下，需要使用不同的概念。正因为如此，我们还得把这三个概念分别讲清楚，以便大家能够分辨在哪些环境下我们更倾向于使用"认同"，哪些情况下我们更倾向于使用"内摄"或者"内化"。

内化首先是非精神分析对它的理解，内化的目的首先是为了学习，它是人的一种本能的自发机制。尼采就是这样看内化的，不过弗洛伊德认为，内化并不是一个本能的机制，而是后来的环境促成的。什么叫作"后来的环境促成的"？比如，婴儿发现自己和母亲分离了，产生主、客体分离，这时他获得了自己的主体地位，但是他是恐惧的，他渴望回到母体，这时他会怎么办？为了对抗这种害怕失去母亲的恐惧和焦虑，这时他会主动内化母亲的形象，将其内化到自己的心里，从而战胜自己的孤独和恐惧。

不过在这种情况下，有时我们也会用"内摄"来形容。如果你非要问"内化"和"内摄"怎么区分，那么我们就从词义上来区分。内摄更像是一个动作，内化似乎是一种完成的状态，不仅仅是客体的表象，有时我们也会内化客体之间的关系。比如，内化父亲和母亲的关系。假如你的父母经常吵架，如果你内化了这种吵架的关系，那么在你的人格内部就会有一种吵架的冲动，而且等你长大之后，你也喜欢在外面促使别人吵架。

随着内化的进一步发展，科胡特后来发明了一个新的术语叫作转换性内化。转换性内化的含义是把父母之间的所有东西都吸收进来，然后再对它们进行一个去人格化的过程，从而形成自己的自我结构。这里面主要内化了两个内容：一个是无所不能的自己，也就是无所不能的自体；另一个是被理想化后的父母表象。如果在儿童心理发育过程中，父母没有给他一个恰当的养育环境，这种转换性内化就会失败。当然，孩子也会把父母的形象用一种完美的方式内化进来，不过这时他会固着在上面。固着的意思是他会不断地在生活中用对应的形象去创造、想象、投射在别人身上，想要有人能够满足他的这种理想化的父母形象，以及一个自己被宠着的形象。

核心概念 62：内摄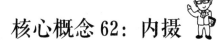

　　"内摄"和"内化"这两个概念可以起到交叉辅助的作用，以帮助大家理解相关的理论，我们每一个人的成长、学习，无论是身体还是精神的成长，都意味着我们做了内化或者叫作内摄，也可以把它叫作认同。这就好比一个动物在草原上刚刚出生，它必须在 10 分钟内爬起来，像斑马、鹿、野牛都是如此。这时它必须要有一种内化的能力、学习的能力、模仿的能力，所有这些能力聚集在一起才有可能使自己站起来。这也是我们通常所说的"内化的过程"，也是一个人的本能。人的成长涉及两个部分，一个部分是精神的，一个部分是身体的。而一个人让自己的身体长成什么模样，也会涉及一个认同的过程。你认同谁，就可能会觉得那个模样是你最需要的。大家有没有发现，这些年越来越多新生儿长得非常漂亮，男孩长得也很女性化，一般认为这种改变是行为遗传学的一种结果，是人们用一种优化选择的方式形成的，因为漂亮的孩子会得到父母的喜欢，所以孩子们都长得越来越乖巧、越来越好看、越来越会笑。甚至有德国心理学家通过研究发现，有的孩子在小的时候经常看某种动画片，他就会形成一种类似的美的价值观，这会影响到他长大之后对美的判断。

　　这时我们也可以把内摄叫作认同或内化。关于"内摄"这个概念，其实有两种不同的翻译，有一种用的是射击的"射"，还有一种用的是摄取的"摄"。当然，其实这两种翻译是没有什么区别的，你想用哪一种都可以。但是我一般偏向于用射击的"射"，很少用"内摄"，这是为什么呢？因为在汉字里面"摄取"的设置是"主动把你拿进来"的意思，但是我认为内射的"射"的意思是，即便有时你不主动，别人也会自发地进入到你的人格内部，有时是一种强迫式的，甚至在不知不觉中、在潜意识中，你就完成了这种内射的过程。

　　为了更加强调外界对一个主体的强加作用，我一般喜欢用射击的"射"。

不过，我们还是要专门谈谈只用于内摄的一些情景，这些情景分别涉及两个重要的环境，一个是爱，一个是恨。当我们爱一个人的时候，我们会把他内摄进来；当我们恨一个人的时候，我们也会把他内摄进来。之所以爱一个人会产生内摄，是因为我们想留住他；之所以恨一个人会产生内摄，是因为我们想在精神世界里把他内摄进来，然后在精神内部对他实施操作，继而把他杀死。

小孩早期是用嘴来内摄的。内摄涉及我们社会文化生活的各个领域，比如，鲁迅的人血馒头有内摄；藏传佛教和其他宗教的灌顶有内摄；中国传统的道教修炼大小周天以及萨满教、驱魔都会有"内摄"的概念。我认为，在人身体的不同部位分别有抑制内摄的部位，这些部位就是我们身体敏感的地方。还有一种重要的情况是，当某个人离开我们的时候，或者当我们处理丧失情况的时候，我们会动用内摄的机制，继而把它合并到我们的精神世界里面，其目的是把它留住。

内摄甚至可以被进一步泛化使用。比如，你也可以认为中国的风水是一种环境的内摄，中国古代的园林也是一种内摄的过程。在这里强调一点，如果内摄进来的是一个坏客体，就意味着要将其驱除。基本上所有的宗教迷信、原始的巫术治疗都用了这两个最重要的部分，一个是内摄，另一个就是驱除。

鬼上身也可以被认为是一种内摄的过程。很明显癔症性人格是最容易发生这种内摄的过程的。

核心概念 63：症状

在患病过程中，机体内的一系列机能、代谢和形态结构异常变化所引起的患者主观上的异常感觉或某些客观病态改变称为症状（symptom）。

当我们听到"症状"这个词的时候，大家会觉得这也算术语吗？心理学里所说的"症状"有它的含义。在精神分析里所说的"症状"，不同流派还各有其含义。

首先，"症状"这个词在生理学、医学上指的是一个能够看得见、摸得着的、能被发现的病理性的东西。而我们所说的心理学症状，往往指的是精神世界的现象。

最早的时候，弗洛伊德在其著作中对"症状"做了一个描述，并且特别强调要把症状和压抑的机制分开来看。

压抑可能也是一个症状，但是压抑并不完全等于症状。有些人过多地压抑自己就构成了症状，但是有时我们每个人都会去压抑一些东西，不能说我们有症状。所以，症状和压抑还是要区分开来的。

在精神分析里，症状不仅代表上面所说的东西，有时也恰好代表来访者无法表达出来的东西，这就构成了症状。拉康把这种现象解释为：当我们无法用语言言说的时候，就用身体作为能指来表达语言中的言说。当一个人用身体做能指来表达自己想说的话时，就构成了症状。

不同的流派对于"什么是症状"的定义，其实就界定了这个流派治疗的思路和治疗的方法，从而产生了很大的差异性。

比如，在新精神分析里，关于创伤是如何形成的，我们使用的是"内摄"这个概念，用来描绘创伤和症状的形成方法。因为我们用内摄来表述这一切，所以治疗的方法自然就是将内摄的客体驱除。

关于什么是症状，拉康是这样描绘的：比如，作为动物世界的一员，一个人在出生后，要想爬向人类的文明世界，就必须穿过那条黑暗狭长的隧道。在隧道里不时地会有怪物把他捉进去。这些怪物就包括源于母亲的所有回归欲望的怪物，我们把它叫作小 α；还有一个怪物源于我们对镜像里虚幻人物的一个迷惑，我们把它叫作"镜像我"。这两个怪物都可能把我们抓进去，于是就构成了症状。

我们只有努力地继续往前走，不被它们俘获，最终才能推开那扇人类文明的大门，走向人类的世界。

进入人类文明世界之后，另一个东西会把我们抓走，那就是象征界、社会规范等。不过被象征界、社会法律、文明规范抓走，不叫作症状，叫作社会适应性。

从这个角度来看，社会适应性是一种被合理化的症状。比如，为什么穿衣服才是健康和正常的？为什么裸体在街上走就被认为是症状呢？因为穿上衣服被合理化了。

在前面我们提到可能会被小 α 俘获，或者被镜像中的我俘获，这种说法可能源于拉康和他的一位老师的事情。这位老师和拉康大吵了一架后分开。这位老师是研究精神分析和精神分析病学现象的，特别喜欢或者特别迷恋研究关于镜像里的凝视这些东西，最终他在镜子前开枪自杀了。这是不是就刚好应合了拉康所说的"症状中的一种是源于我们被镜像我俘获了"呢？

拉康还提到了关于症状的另外一种情形，那就是言语和症状的关系。

症状是由语言、词语构成的。当来访者用一个名称、词语来替代另一个一直受到压抑的东西的时候，就会产生一种症状的结构。如果咨询师把这种固定的能指链条打破，或者把这种能指的指向转换到另外一个地方去，让这个名称和能指链条上的另外一些东西产生联系，就会对症状产生影响，有时就直接导致这个症状消失。这就是为什么我在给咨询师做训练时特别强调，让大家一定要学会"时空联系"的咨询实操方法的原因。

核心概念 64：移情

　　来访者的移情是指在以催眠疗法和自由联想法为主体的精神分析过程中，来访者对分析者产生的一种强烈的情感。是来访者将自己过去对生活中某些重要人物的情感过多投射到咨询师身上的过程。

　　咨询师对来访者也可能产生同样的移情，这被称为对抗移情或逆移情。对抗移情的表现形式如同移情的表现形式一样，表现为正面的（如咨询师对来访者过分热情、爱怜和关怀）和负面的（如咨询师对来访者的敌视、厌烦和憎恨）两种。

　　"移情"可能是在精神分析里听得最多的一个概念了。正因为这个概念似乎有一种普及大众的能力，所以它被误会和误解也最多。

　　拉康直接表示对这个概念不认同，以"转移"替代了"移情"。拉康这样做的一个主要原因体现在哲学上。拉康的精神分析和前面所有的精神分析流派都不一样了，前面所有的精神分析流派都认为，它们必须要有一个具体指向的对象，有一个客体或者有一个自体。而拉康认为，只有主体，外面没有其他人，所以一个人要解决的是自己和自己欲望的问题。

　　即使我们和对方中间穿插着一个欲望，拉康的欲望也并非指把一个人的欲望转移向另一个人的过程，而是指我们原初压抑的东西通过升华或转移转向何处的问题。通过转移的机制，欲望的能指就能不断地滑动下去了。

　　"移情"这个概念在学院派心理学和精神分析里也有差异性。在精神分析里一般把移情分成两种不同的说法：一种说法是指"我"把某种情绪、情感转移到你的身上，另一种说法是"我"可以去感受你的感受，类似一种"共情"的概念。所以，移情的第二个概念指的是感同身受的能力，有点像是"情商"的概念。而学院派心理学研究人的大脑神经，研究不同的性格，研究不同年代的人有没有感同身受的能力，他们也会用"移情"这个概念。比如，有人通过研究发现，90后的移情能力较80后、70后要差一些，弱一些。这里的"移情能力"就不是指我把我的情绪、情感转移到你的身上，而是指感同身受。这两种移情的概念是完全不同的，用的却是同一个术语。

移情还可以分成移情与反移情。移情指的是来访者对咨询师的，反移情指的是咨询师对来访者的。

弗洛伊德还把移情分成正性移情和负性移情。正性移情主要指的是对咨询师有一种积极的情感（如图36所示），而负性移情指的是对咨询师有敌对的情绪。同时，弗洛伊德也建议，咨询师在分析的实操中要去扮演来访者的超我的角色，鼓励来访者对咨询师产生超我般的移情。当来访者对咨询师有了移情之后，咨询师要做的工作是移情解释。这些观念实际上都是传统精神分析的概念。但是比昂和拉康他们开始减少并否认这些观念，认为移情解释对咨询并没有多大的用处。他们其中一个人反对分析，另一个人反对解释。

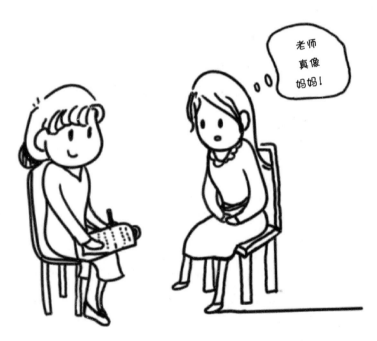

图36 来访者对咨询师的正性移情

在新精神分析的咨询和分析中，我们通常要注意两种观点。一种观点是传统精神分析的重点是用解释移情来做工作的，强调潜意识的意识化则是精神分析最主要的东西。他们鼓励来访者的自我，以增强来访者的自我功能作为分析的目标；另一种观点就是比昂和拉康的观点，比昂认为不应该分析，拉康认为不应该做过多的解释，同时拉康也并不把潜意识的意识化作为主要的工作方向。拉康的主要工作和比昂有点类似，主要在于破除来访者的僵化观念，为其重构新的概念。

传统精神分析和新精神分析无论是在理论上，还是在具体实操上，差别实在是太大了。传统精神分析甚至认为，在精神分析治疗中唯一有效的东西就是给来访者做移情的解释。而克莱恩的客体关系流派将"移情"进一步发展成前面讲过的"投射性认同"的概念了。而这个"投射性认同"不仅仅和移情有关，也和另外一个概念——分裂的机制有关。来访者通过分裂的机制把自己不能容忍的部分投射向咨询师，并强迫咨询师接受认同，这个过程就叫作投射性认同。

核心概念 65：共情

一谈到共情，很多人就会认为这是人本主义的概念。其实，精神分析也有共情，只不过人本主义和精神分析的共情有些差异性而已。

人本主义的共情的方法是能感受对方的感受，或者对其进行安慰，比如，"你现在看起来很悲哀""你现在看起来很痛苦"；或者来访者一哭，咨询师跟着哭（见图37），来访者笑，咨询师跟着笑。这种共情就是我们通常所说的"呵呵"，或者当来访者说话时，我们就点头，好像听懂了来访者的话一样。这种共情的经典语言就是"我和你在一起"。当然，这一切其实都是语言上的，所以第一种共情也叫作技术性的共情。

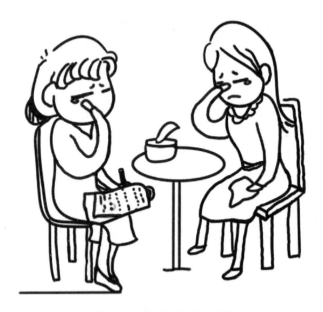

图37 咨询师对来访者共情

技术性的共情的意思是，这只是一项技术，如果当真、认真，那你就输了，所以有的人把它叫作外部共情。在这种情感下，咨询师并不是真正深入来访者的心灵深处，只是站在外面去安慰来访者，去感受来访者，是一种外部的体验。因为这种共情是可以学会的，只要按照这种语言风格去说话，好像你就会共情了，所以这种共情也叫作被限制的共情。

第二个层次的共情叫作真实可信的共情。这种共情的特点是咨询师本身就像荣格所说的那样，有一个治愈者的原型，也有一个患者的原型，咨询师本身也是曾经受过伤的患者。因为咨询师本身受过伤，所以他能够更好地去理解来访者的伤痛。在这种情况下，咨询师对来访者的边界是开放的，能够做到稍微再深一点的共情，不像技术性共情，咨询师本身是有防御性的。我们认为第二个层次的共情是深度的共情。

一名咨询师要能做到第二个层次的共情，一定也是拥有一种移情的能力的。这种移情能力指的是能够感受他人的能力，所以"移情"这个词是有不同含义的。移情的第一层含义可以被认为是转移了一种感情，比如我把早年对父母的感情转移到了你身上，它是一种情感的转移。移情的第二层含义就是刚才所说的"共情"。这种移情的概念在学院派心理学中使用得比较普遍。神经心理学有一项研究，对年轻人（如90后）进行大脑扫描之后显示似乎他们的移情能力不够高，这里所说的"移情能力"，实际就是一种对他人的情感感同身受的能力。这种能力就是第二个层次的一种共情。

第三个层次的共情会比第二个层次更加深入。它可以用另外一些词来形容，比如"神入"，甚至把它叫作"卷入"或"感应"等都是可以的。意思就是我甚至能够感应你，你有什么样的情感，我似乎马上也能感受到。这其实也并不十分玄妙，有时相当于我们两个人在情感上同步了。这时我们甚至可以认为"咨询师就是你，你就是我"。

这种共情能力也被科胡特流派的精神分析特别强调，因为当我们想促使来访者跟我们发生一种孪生镜像移情的时候，来访者就会把我们当成他自己了。如果咨询师可以和来访者进行这种程度上的互动，就相当于"我就是你"。

当然，第三个层次的共情和"感应"这个词似乎也很接近，只不过"感应"是荣格分析心理学学派提出的概念。他们认为，可以通过感应来感受对方，包括来访者做了一个沙盘，我们就可以先用感应去感应一下来访者的情感。

到底用哪一种共情更好呢？其实，不同流派的咨询师从不同的维度，在不同情景下有多种选择。如果把共情比作一把尺子，那么这把尺子有三个刻度：一个是技术性共情，一个是普通的深度共情，还有一个是更加深刻的神入、卷入，甚至是镜像这样的共情。那么，你可以在三个尺度上去滑动选择，不过，要想练出后两种共情，难度是比较大的。

核心概念 66：反移情

"反移情"这个概念源于移情。精神分析疗法本身需要借助移情才能重现来访者早年的那些创伤，来访者通过移情重新激活了自己的早年生活模式，于是我们才能观察来访者到底出了什么问题。所以，我们可以将移情作为一种诊断的方法。

在咨询师和来访者的互动过程中，这些早年的经验就可能会被改变，改变就会引起来访者自身的心理组织结构发生一些新的变化，于是就会产生一种新的对生活的适应能力。

不过问题来了，咨询师是人，不是机器，所以在和来访者的这种移情互动中不可避免地会产生自己的情感（如图 38 所示）。这种因来访者的移情而诱发咨询师所产生的对应的情感，就被称为反移情。

反移情本身对治疗是有阻碍的。对咨询师进行培训的主要目的就是要让他们醒悟、觉醒、觉察，了解自己的反移情出现的时机，了解它对治疗的影响，并且力图使这种影响消失。

这其实对咨询师的要求挺高的，因为一方面精神分析需要咨询师把自己的人格作为工具提供给来访者，将其作为一种药物给来访者做治疗；另一方面，咨询师又要把自己的人格修炼成不受来访者影响、自己的反移情不被来访者激活的人格。这对咨询师的要求是很高的，他们的训练难度也是很大的。

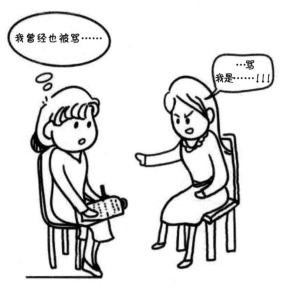

图 38　咨询师对来访者的反移情

弗洛伊德当年就希望精神分析师必须接受个人治疗，并且每五年接受一次，其目的就是把精神分析师训练成纯金的分析师。什么叫"纯金的分析师"？就是一个真正的精神分析师不应该受到自己的情感和自己对来访者的反移情的影响。

临床上，一般把咨询师的反移情分成两种：一种是咨询师自己有一种反移情的反应，不过这种反移情的反应不是由来访者引起的，而是源于自身的，他自己原本就有一些没有解决的问题；另一种是由于来访者有了很多的移情反应，咨询师对来访者的移情反应所产生的反应。

如果分类的话，我们就能看到很多种不同类别的反移情。

- 第一种，来访者激起了咨询师自己未解决的某种类型的冲突，如有关母婴关系的依赖、有关俄狄浦斯的性驱力等方面的冲突。
- 第二种，咨询师有挣更多钱的欲望，想通过这种方法把来访者留住；咨询师渴望来访者对自己产生一种崇拜、过度迷恋的感觉，或咨询师自己有窥探欲，总想去窥探来访者的私密生活，特别是他人的性生活；还有些咨询师渴望去控制来访者，获得属于自己的权力感。

- 第三种，咨询师把来访者当作自己早年家庭的某个家庭成员去对待，比如，把来访者当作自己的父母、兄弟姐妹等。
- 第四种，咨询师把移情当作真的生活感情去对待，没有意识到移情只是咨询过程中的一种反应，是咨询过程中两个人之间通过某种关系创造出的一种与生活不一样的假象、幻觉，但是咨询师却当真了。
- 第五种，来访者渴望咨询师扮演某种角色（如扮演来访者的老公、妻子、父母等），而咨询师完全扮演来访者希望的角色，自己却浑然不知，并且很享受这种角色。
- 第六种，咨询师会过度地认同来访者的症状。比如，来访者有强迫症，如果咨询师过度认同他，那么自己也会产生这种强迫症；来访者有幻觉，如果咨询师过度认同他，自己也会产生幻觉。例如，在《异度空间》这部电影里，张国荣所扮演的咨询师就认同了来访者，也产生了幻觉。

反移情总会在咨询中产生，除了危害以外，还有一个妙用，即可以作为一种诊断的工具。当你在咨询中觉察到自己有一种反移情，并且这种反移情不是自己本该产生的，比如，你自己的情结里并没有一种想当别人父母的反移情，这就说明它是来访者投射到你的身上，让你去认同的，于是你就可以将其作为一个诊断的工具，了解到来访者是渴望你去充当他的父母的。

因此，想要克服反移情对来访者的危害，咨询师就不要太自信，依靠自己来解决，最佳的方法是想办法依靠另外一个人对你进行督导，包括找一个自己的咨询师随时监视自己，这样可以随时澄清是不是有什么反移情已经开始影响到你和来访者的分析工作了。

核心概念 67：人格关系

"人格关系"的概念源于"移情"的概念。很多学精神分析的人，包括初学咨询师的人都特别容易把"移情"这个概念泛化。比如，有些人学了客体关系，就把其中的某个概念泛化，认为一切都是关系，这都是某个概念泛化使用的结果。"移情"这个概念也经常在心理咨询中被泛化使用。

一般而言，我们所说的移情主要指的是咨询中出现的现象，不能随意地说你生活中的某个朋友对你发生了移情。如果这样说的话，我们就无法分辨移情和爱情有什么区别了。如果泛化地使用"移情"这个词，我们会说一切爱情都是源于移情。这样说，虽然没有错，但是也没什么意义。因为有人也会说，我对他的爱也许有移情，但是也有一部分是非移情的成分。

我们不要泛化使用"移情"这个概念，特别是在生活中，在非咨询的情况下，尽量不要使用咨询中出现的概念。如果任何时候都把咨询中的概念用到生活中，比如，一个人爱你，或者你爱任何一个人，就说你发生了移情，那么这样的说法是对"爱情"这个神圣词汇的玷污。

如果非要把咨询中的概念用到生活中，那就要做一个区分：如果一个人把你当作早年的某个形象，或者他内部想象出的某个形象，而并不在乎你真实的性格、真实的模样、真实的人，那就可以认为这是一个百分之百的移情关系；如果一个人觉得你像他曾经生活中的某个重要人物，但是他也能分辨出你真实的性格、真实的模样，并且他也喜欢你不属于他移情对象的那一部分东西，那么我们也应该相信他有爱你的成分。

一般而言，一个人使用一种人格关系指的是在咨询中，来访者把他的部分人格结构中有关的人物形象、人物态度投射给了咨询师。这时，来访者与咨询师之间的关系其实是一种典型的移情关系，而这种移情关系的背后，就是来访者把他内部的人格构成投射到了咨访关系中。

生活中的人，尤其是工作中、职场中的人是不会使用这种方式的。因为这样会让对方对与你打交道非常反感。职场中人与人之间一般使用的是正常的人际关系。事实上，一个人在职场中使用人格关系与他人打交道，那他的职场生涯也不会长久。任何一个人如果在职场中、在生活中试图使用人格关系而非正常情景反应下的人际关系模式时，都会极大地损害他与别人之间正常的人际沟通。比如，如果有人对你特别友善、特别亲热，或者特别迎合你，那么你就会觉得这个人有一种自来熟的感觉，好像没有任何一种人和人之间的陌生感。也许，刚开始你和这样的人打交道很快便熟络起来，但很快你就会发现背后他对你深藏的操纵性和想要控制你的那种动机，因为他把你当成了他内部人格的一部分。这种情况就是这个人正在和你发生人格关系。

如果一个销售人员使用这种人格关系，就能迅速打破人与人之间的边界，能够帮助突破人和人之间冰冻的防御，有时这也许对于刚开始建立关系会有一定的益处，但是随着和别人交往的深入，他频繁地想要去操纵别人，就会使对方警惕起来，这时人格关系就会成为他职业生涯的阻碍。任何一个使用人格关系的人，不管是在生活还是在职场中，得到的一定都是最终失败的结果。

在职场中，一个处理关系正常的人，要么具有极强的人格面具，要么具有极强的人际情商、一个藏起来的人格障碍，或者是一个健康的人格。这是因为，一个人如果没有娴熟的人格交往的面具，没有娴熟的人际情商，那么，不管是在生活中还是在职场中，甚至在婚姻恋爱中，都可能会把别人吓跑。

必须承认，在很多恋爱关系中，的确有时人们会慢慢地突破人际边界，开始尝试使用一种人格化的交流方式，与另一半进行沟通和交流。这时，恋爱关系或者婚姻关系的质量就取决于两个人相互之间人格关系的投射和认同的过程是互补性的还是冲突性的。

小明金句

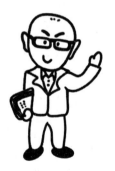

任何一个使用人格关系的人，不管是在生活中还是在职场中，得到的一定都是最终失败的结果。

· ·

新精神分析：心理咨询师必知的100个核心概念

核心概念 68：督导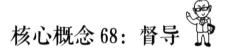

督导在心理学上是指对长期从事心理咨询工作的心理咨询师和心理治疗师的职业化过程的专业指导。

督导并不是一个复杂的概念，但大家对它的误会和误解却特别多。

咨询师在咨询中会对来访者产生反移情，而督导一开始就是为了让咨询师在这个过程中能领悟到、觉察到自己的反移情，但精神分析的创始人弗洛伊德是没有接受过任何督导，或接受被治疗的过程的。他完全是自我分析的。

关于督导，始终有两个概念容易被混淆，一个是被治疗，一个是被督导。这两个概念有时是合二为一，有时是完全区分开的。最早时候的被督导和被治疗，可以被认为近乎就是一件事。

在精神分析历史上，第一个接受被督导的人叫琼斯。他接受的不是弗洛伊德的督导，而是弗伦兹对他为期四个月的督导。当然，你也可以认为他接受的是被治疗。弗伦兹本人接受弗洛伊德对他的分析治疗，或者督导也只是学了几个星期而已，之后弗伦兹说弗洛伊德对他的分析是失败的，主要就是对负性移情的失败。

我们都知道有积极移情、正面移情，还有相反的负性移情。大家就有了争议、讨论，被督导和被分析到底是一件事还是两件事？他们分析的核心基础主要就是分析反移情，是对咨询师对来访者所产生的反移情的分析。

接下来，像匈牙利、英国基本上都提出了类似的观点，认为分析师和督导师分开似乎更好一些，但是在我国，这两个概念又被混在一起了。经常会有人对我说："赵老师能否给我做一个督导？"我就会问他，你所说的做督导，是指被治疗还是案例督导？因为这两件事在我这里是分开的。我创立的手把手教你做心理咨询的模拟示范训练其实就是一种督导形式（如图 39 所示）。

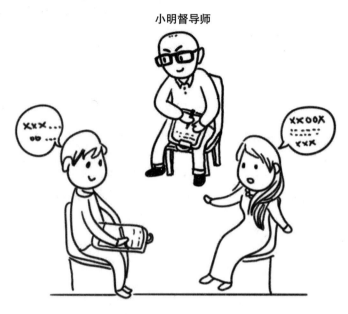

图 39　小明老师在督导

　　一般来讲，如果你接受的是案例督导，就不再给你做分析治疗；如果你接受的是分析治疗，就不会再给你做案例督导。像督导、个人治疗，最开始的核心是为了了解咨询师对来访者的反移情，后来发现这个过程有助于培养咨询师把自己的人格特质变成咨询中可利用的治疗性工具。比如，治疗师自己的人格特征里有真诚的一面，那么如何将其训练成为治疗过程中一种可以利用的工具？所以，就案例督导而言，首先应该帮助咨询师学会如何和来访者打交道，帮助咨询师学会内省、自由联想、了解自己的潜意识等精神分析的实操技巧。

　　但对于个人治疗而言，主要的目的就是把咨询师当成患者去治疗，了解自己人格结构中的创伤，了解自己人格结构中的神经症问题、精神结构等。

　　不过，治疗也分流派。流派不一样，治疗的核心要点也是完全不同的。比如，弗洛伊德流派中的个人治疗主要是治疗来访者的俄狄浦斯情结；客体关系流派主要治疗的是母婴关系的情结；自体心理学流派主要治疗的是咨询师的自恋和自卑的问题。

荣格流派认为，对咨询师的个人治疗，主要的目的就是把咨询师个人人格中积极的、优秀的部分提炼出来，把一些负面的不良的部分分析出去。当然，荣格流派也强调，做个人治疗的目的不是为了把咨询师塑造成一个一点问题都没有的人，而是让咨询师能恰到好处地利用自己的问题，将其变成治疗时的一种工具，知道何时向来访者打开自己的伤口。

在各种督导的规则要求中，英国的规则是非常严格的。英国要求督导分析一周不能少于两次，但其他国家没有像英国要求得那么严格。督导或者个人治疗，或者这种把督导、个人治疗分开的使用方法，其实督导或者接受被治疗不仅仅精神分析流派有，认知行为流派、人本主义流派也有，只不过他们不把它叫作个人治疗。还有些咨询师接受的是团体治疗。英国规定，团体治疗和个人治疗是互相不能替代的，咨询师必须完成的个人成长之路一般指个人治疗不能少于两年以上的时间或 150 个小时。我从 2006 年到 2016 年把自己作为患者接受精神分析治疗，一共坚持了 10 年。弗洛伊德后来也认为，看一名咨询师的含金量，主要是看他接受个人治疗的时间。

个人治疗是一个心理咨询师把自己当作患者去治疗，但督导却有些不同。

我国的督导体系更像是你报一个案例，然后我替你做案例分析。其实这种督导存在很大的弊端，原因是督导师拿着一个二手的材料做分析，除非他能得到咨询师在做案例中的第一手材料，如录音、录像或者完整的每句话的案例记录，否则我们凭什么去臆测来访者在咨询中所遇到的问题呢？这种案例督导实质上完全是不靠谱的。

国外也有专家对此专门研究。他们认为，你是否参加培训，或学了多少精神分析的课程，都不能决定你的水平。这是通过很多精神分析案例综合得出的一个结论。所以，参加过精神分析的培训一点都不能提高精神分析师是否有效的可靠程度，唯一真正能够提高咨询师咨询水平的是督导，重点是应该督导什么呢？应该督导的是微观咨询和技巧的训练。

什么是微观咨询呢？就是我们在"扪心问诊：手把手教你做心理咨询"系列课程里反复给大家做的训练，把咨询中的每一句话都拿来分析、研究、督导。把案例督导的基石真正放在来访者在咨询中所说的每一句话上，而不是使用任何一种流派做假设，对来访者所说的每一句话进行各流派的分析。

比如，这句话背后的潜台词是什么？是否用了置换、凝缩、时空联系，或者象征？这句话说完后，咨询师该如何应对？是潜意识意识化，还是用客观性描述的方法来询问呢？或者是打算用象征性的动作给予其一种缺失的补偿，还是设置一个边界？咨询师在听到来访者说的这些话后要做出一个选择，那么什么时候和来访者投入进去，什么时候抽离出来？用第三只眼睛、第三只耳朵来悬浮注意这一切并做出分析：什么时候咨询师提出一个投射性的问句来获取更多的材料？什么时候促使来访者发生具有主体性资格的言语，用自己的视角来说话，用自己的言语来解析自己的创伤，形成对创伤的再次赋义，等等。这些东西才是在督导过程中真正需要让咨询师进行训练和反复操作学会的东西。

核心概念 69：阻抗

　　很多心理咨询师刚学了心理咨询、学了精神分析之后，就开始把"移情""阻抗""投射"这些概念挂在嘴边了，特别是在做咨询时，动不动就说"你这叫阻抗"；还有些督导师在督导时也会对咨询师指出"你这叫作阻抗"。那么到底什么是阻抗呢？阻抗是传统精神分析里的一个非常重要的概念，是指对治疗的反抗，不好好地、态度诚实地进行治疗。而拉康流派的精神分析对这个概念基本不再提及，而且包括在传统精神分析里非常时髦和流行的"防御机制"的概念也都消失得无影无踪了。拉康流派精神分析的整个理念和操作技术完全不同于其他流派。传统的精神分析是分析来访者的原初欲望，换句话说，它要分析的是本我；而拉康流派的精神分析是分析来访者的大他。

　　传统的精神分析重点在于潜意识的意识化，压抑潜意识的那些材料在被恢复的过程中，就会遇到阻抗。而拉康流派的精神分析所强调的是对来访者固着的语言进行拆分、破除、断句，引发来访者重新建构，重点强调的是来访者应该以主体资格的身份来对自己的创伤进行重新的赋义与解释，并不主张增强自我，它是让来访者能够区分出关于镜像我和小 α 的欲望。

　　在弗洛伊德的传统精神分析里，所有那些来自来访者的对于治疗的阻力，都会被咨询师理解为来访者的阻抗。例如，有些来访者在精神分析临床中会说"我不知道"，如果你让他想想，他就说"我想不到"；如果你问他想到什么，他说"我什么都没有想到"，或者用沉默来回应，等等（如图 40 所示）。这些在传统精神分析里都被称作"来访者的阻抗"。传统的精神分析认为，阻抗的动机就是来访者阻止自己那些被压抑的痛苦和事件再次回忆到。这时，传统的精神分析技术就由移情解释转为对来访者阻抗的分析，并且尝试把来访者的阻抗进行意识化，以增强其内省能力。

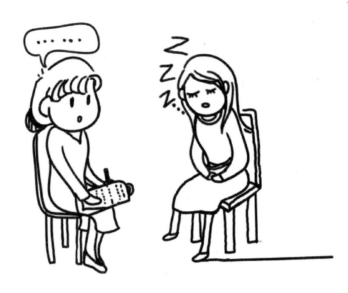

图 40　来访者对咨询师的阻抗

有时，传统精神分析也会认为，来访者阻抗的目的是因为症状可以获益。在这种情况下，来访者的神经症症状也被认为是一种来访者通过阻抗来得到一种原发性的获益方式，以此来解决内在精神的痛苦。

对来访者而言，阻抗不仅可以从原发性中获益，还可以从继发中获益。继发获益是指来访者通过生病反而获得了额外的好处、额外的福利。在这种情况下，来访者做的梦实际上也被认为是一种阻抗，因为它阻止自己真实的潜意识暴露出来。

在精神分析中，还有一些咨询师把阻抗进一步地泛化，从而引发了一些极端情况下才有的阻抗表现形式。比如，来访者在咨询中沉默，来访者迟到，甚至来访者在咨询中睡着。把一切都怪罪在来访者身上其实更像是咨询师和分析师在推卸责任。动不动就在咨询中说"来访者是阻抗，是对咨询的不配合"，其实这些更像是咨询师的阻抗。

因此，在精神分析实操中，来源于来访者的阻抗一点都不重要，应该警惕的是咨询师自身对咨询分析的阻抗。这种阻抗最极端的表现形式就是咨询师把自己的无意识投射到来访者身上。就像有些心理网红写的文章那样，他们的咨询往往是预设式的心理咨询。也就是说，先预设来访者是所谓的原生家庭问题，或者来访者就是"巨婴"，然后不断地在咨询中收集来访者与这个问题所有有关的素材和材料，却对来访者的其他方面视而不见，最后把来访者当成这种问题来治疗。并且不断引诱来访者同意咨询师预先设定的问题，应该说，他们是把自己的问题投射到了来访者身上，把某一位来访者案例夸大、泛化，尔后再写成一本书，这种情况目前在中国的心理咨询市场中已经非常突出。有时，甚至就是因为咨询师将阻抗投射给来访者，才引发来访者对咨询和分析产生了阻抗。

在精神分析实操中，最可怕、最重要的不是来源于来访者，而是来源于咨询师自身的创伤、疾病，这些连咨询师自己都没有内省到、没有意识到，却将其投射给来访者，然后再让来访者去承受。特别是有一些人，由于自身的语言文字功底不错，就把这些情况再加以夸大论述、泛化，编写成市面上畅销的心理学书籍大肆传播，这才是精神分析的名声之所以被不断破坏的原因。

千万不要做这种投射式的咨询师。因为阻抗这个观念真正应该引起警惕的就是那些来源于咨询师的阻抗。

核心概念 70：治疗关系

当谈到精神分析的治疗关系时，我们必须注意它在各个流派之间的区别非常大。其实每一种流派都在试图创造出一种治疗关系。如人本主义的代表人物罗杰斯创造的治疗关系是一种朋友般的关系。而在精神分析的治疗关系里，咨询师则是隐藏在来访者的背后，我们把这种关系叫作匿名的治疗关系。匿名的意思是，你不能知道我是谁，不能知道关于我更多的信息，我得把自己藏起来。

每一种流派的治疗关系区别都很大。比如，认知流派、认知加行为主义的流派，它们有时很像教育者，想创造出一种师生般的关系。即使是在精神分析内部，各流派内部创造出的治疗关系区别也非常大。像克莱恩流派，克莱恩对女儿是一个严厉母亲的形象。克莱恩流派对来访者实际上也是极少给予真实可信这样的东西的，他们更多地选择把自己藏起来，而不是进行自我暴露。当然，经典的弗洛伊德流派也不会进行过多的自我暴露。相比之下，罗杰斯、艾利斯、荣格学派倾向于和来访者进行更多的共情以及采取共同探讨问题的方式。事实上，即使在一个流派内部，不同治疗师的风格区别也非常大。比如，拉康流派采用比较短暂的（如五分钟）分析模式。在他们的后继者中，有些治疗师基本上很少说话，对来访者采取一种不予回应的态度。

还有一些流派的咨询师有时很不稳定，有时也不准时，有时还会和你闲谈，有时好像你在说话时也不太会听你的……甚至有些流派的督导也很随意。曾有一位法国的督导，你在这里说你的事情，他在那里看他的词典，这都是有可能的。另外一些咨询师采用的咨询风格非常严谨，非常准时，甚至会让你觉得有些刻板。

有些咨询师会在咨询中和来访者说很多很多的话；而另外一些咨询师在咨询中极少和来访者进行互动，他们的语言很少，尽量不去打扰你，让你进行自由联想。

罗杰斯风格的咨询师在说话的时候，可能更多地用有温度的语言，展示温暖的一面；而有些流派的精神分析师显得很冰冷。

有些咨询师做咨询时更倾向于用共情来融化你的防御；另一些咨询师则强调自己是一个白板，以此诱发你，让你产生投射，把愤怒、恐惧、不满投射到他的身上，他借此和你分析、探讨你早年的一些关系问题。

由此我们会发现有些流派的咨询师，或者某种流派内部的某些咨询师会认为，心理咨询师的工作可以当作一个工具使用。所以后面将和大家讨论"治疗性工具"这个概念。另一些咨询师，像罗杰斯与超个人流派的咨询师，他们强调的是共情、真实、可信，他们想通过这些方式去除来访者的疑虑，激发来访者的潜在力量。从中医角度来看，你可以认为，似乎有的流派是泻火的，有的流派是滋补的。

这么多不同类型的治疗关系，哪一个流派更靠谱？哪一个流派才是正确的呢？我们不能通过一种治疗关系就轻易看出某治疗师靠不靠谱，或者是否正统。因为最重要的是，不在于他采用哪一种治疗关系，而在于他必须清楚地知道他所使用的这种治疗关系的背后是基于哪一种流派的理论，以及他想要用这种治疗关系去激活什么，他的目标是什么。当然，很明显，一名咨询师不能一会儿采用这种治疗关系，一会儿采用那种治疗关系，最后只会一事无成。

一个真正完善的咨询师应该非常善于懂得什么时候泻火，什么时候滋补。应该是既有滋补，又有阉割的；既有共情，又有节制的。更多的时候，咨询师会恪守自己的边界，但在某些极端情况下甚至会越过边界。

在这一切的背后，如果我们真正想用一种方法去评估什么样的咨询才是最好的，那么绝对没有统一的答案。

咨询师自身应做到怀有对来访者生命的尊重的态度；在与来访者讨论的过程中，能善于促使来访者在咨询中给予或者赋予自己生命更高级的含义；能够帮助来访者对自己的创伤进行重新的解析、解释和赋义，而不是简单的同情，也不是简单的设置；既不是简单地宣扬爱，也不是残暴地只懂得阉割；在咨访工作中尽量恪守职业道德，克制、节制自己的私利和私心，拥有对人性更高级的理解。

我觉得做到以上这几点的咨询师就是一名靠谱的咨询师，双方的关系就是一段靠谱的咨访关系。我个人认为多年的心理咨询工作对我最大的影响并不在于选择温暖的共情或者是阉割，而是不论选择哪一种治疗技术，心中始终有 种情感占据着最重要的位置，那就是慈悲，对众生皆苦的慈悲。

小明金句

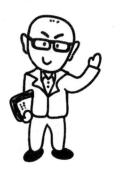

我个人认为多年的心理咨询工作对我最大的影响并不在于选择温暖的共情或者是阉割，而是不论选择哪一种治疗技术，心中始终有一种情感占据着最重要的位置，那就是慈悲，对众生皆苦的慈悲。

核心概念 71：分析情境

　　分析情境的目的是为了告诉咨询师在精神分析的咨询室里要创造一个什么样的状态、心理环境和咨访关系。创造分析情境的目的是为了促进分析工作的开展。

　　最早期弗洛伊德创造分析情境的目的是为了让来访者在分析情境中去投射。因为只有来访者在投射的时候，我们才能知道他潜意识里的内容是什么。分析情境最初主要指的是咨询师要做白板、匿名，要能够促使来访者发生投射。到那个时候，咨访关系和分析创造出来的心理上的环境，就会让人觉得比较痛苦，这也是很多人在接受精神分析治疗时无法坚持下去的原因。弗洛伊德想创造出的这种分析情境的本质目的仍然是为了创造一种俄狄浦斯情结的投射环境。早年蒋介石在中国接受了一个留学生对他做的精神分析治疗，当做到半年的时候，蒋介石产生了阻抗。他发现这种分析情境最终要把他引向俄狄浦斯情结的投射。

　　这种分析情境的创造随着时间的推移和精神分析的发展就有了变化。最早的时候用躺椅来创造一种分析情境，后来就变成了两人斜对角坐在椅子上，甚至采用面对面的方式。很明显这种方式已经有了人本的分析情境的影子，因为人本的心理咨询的目标是要创造一种温暖的关系来促使来访者的潜能得到发挥。在当代的精神分析实操中，精神分析师在多数情况下也会使用一种匿名和促使来访者投射的方式来获取有关来访者的潜意识的材料。不过，这个过程已经不再像过去那样显得过于冷漠了。让来访者投射只是创造分析情境中的一个作用。还有一个作用就是，通过创造分析情境促使来访者发生退行。来访者在退行的过程中，会进一步把早年经历的关系、欲望、创伤在咨询师的身上重现，在咨访关系中重现。通过这种方式，咨询师就可以把来访者的创伤用一种症状外化的方式外化出来。

　　分析师创造的分析情境、各流派理论和他的假设息息相关。因此，各个流派创造出的分析情境就会有一些差异性。

比如，弗洛伊德想要创造的分析情境是为了产生一种俄狄浦斯般的移情关系。在这种关系中，来访者在分析中感受到的并不能从咨询师那里得到一个回应，甚至会在移情中产生羞耻感，可能感到自己会被拒绝。而这些有关俄狄浦斯期的情感就在这时能够被观察到。

到了客体关系流派，他们要创造的是母亲和孩子般关系的分析情境。这里也因不同的分析师而有差异，这和分析师的个人风格也有关系。比如，克莱恩流派的分析风格就显得比较冷酷，他们很少会进行自我暴露；而在温尼科特创造出的分析情境中，有时咨询师会用手去摇晃来访者的头部，创造出一种母亲的、摇篮的甚至退行的感觉。这就和克莱恩创造的分析情境有了一些差异性。

到了科胡特，到了自体心理学流派，他们创造出的分析情境是为了诱发来访者产生不同层次的自体移情。我们在前面曾经讨论过这种自体移情，如孪生镜像移情、反映性的移情、理想化的移情。在这种移情关系下，来访者往往会发生一种对咨询师和自己之间的误认。

而拉康想创造的分析情境是一个不稳定的分析设置（比如，随时可能结束），而不太受咨询本身时间的限制。来访者说的话在这里就像意识流一般。拉康流派的分析师通过不断地阻断、断句、拆分、破除，并且把来访者的这些意识流的东西进行重组和建构，于是就创造了来访者的欲望，从而产生新的能指的可能，而来访者的欲望能不断地滑动下去，他的精神上的困惑就能得到一个新的流动状态，而不至于固着在某个地方。

所以，分析情境和各流派是有关系的，和分析师的设置也是紧密结合的。

核心概念72：情结

精神分析里有"情结"这个词，但它在生活中被说得更多。文学、艺术作品里都会提到"情结"这个词语。"你有个心结"也是这个意思。在精神分析里，我们该怎么看"情结"呢？

情结代表着一个情绪的问题被压抑在我们的潜意识里。既然有"情"字，那就要产生情绪。被压抑在我们的潜意识里的情结会形成一个人去做事的驱动力（或者叫驱力）。所以情结有时会变成一种驱力。驱力强烈地影响和控制着人的思想和行为，有时会扰乱他本该做的事情。

荣格对"情结"一词做了更多的解释，说情结往往是一组情结丛。比如，对自卑的情结来说，与自卑有关的记忆、事件都会存储到情结丛里。所以在荣格看来，人的记忆仓库里似乎存储着很多分类存放的情结。相同的情结被归类存放在一起，所以荣格把它叫作情结丛。

情结很有意思，打个比方，情结就像是滚雪球。大家想象一下：刚开始发生了一件事，对你产生了影响，于是你就有了一个小情结。在你的成长过程中，其他类似的事件都会包裹在上面，就像滚雪球一样越滚越大，最后就形成一只巨大的情结雪球（如图41所示）。这只情结产生了驱动力，非常有力量。所以有情结的人往往也是有力量的人，当然这个力量也有可能会伤害到自己。如果这个力量引导得好，就有可能让他成功。

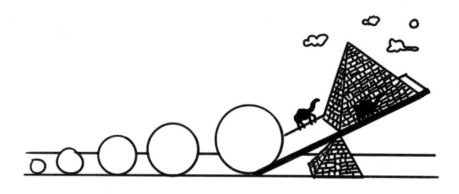

图 41　情结雪球

　　新精神分析和传统精神分析最大的区别在于，新精神分析强调一个人可以从情结中获益，可以从情结中站起来，可以通过情结促进自己的人生。所以它并不认为一个人经历过什么，就一定是个问题，可能反而是好事。因为人类的诞生一定是充满着情结的，所以情结本身并不是什么大问题。不过，如果这些情结误导了你，就是个问题。所以在精神分析的临床实践中，当我们和来访者说话时，如果触动了他的情结，他就开始掉眼泪。他的情结就像个大雪球，被你突然温暖，就开始融化了。一旦融化，他的眼泪就止不住地往下流。

　　很多精神分析师、咨询师在做案例的时候尤其喜欢把来访者弄哭。把来访者的心灵的创伤残忍地撕开，再撒把盐……多么具有艺术气息！这时来访者的情结可能一下子就会被触动，但是情结的缝合往往是一项长期持续的临床工作，所以在某一次培训中，生硬地扯开来访者的情结是不负责任的。

　　弗洛伊德创立了很多情结，包括俄狄浦斯情结、西西弗斯情结、自卑情结等。在这样的情结中有人类文明的源泉。特别是俄狄浦斯，弗洛伊德把它看作一切神经症的源泉；客体关系流派认为，母婴之间的创伤形成的情结是一切问题的来源；自体心理学流派把一个人从小到大的成长过程中因自恋受挫所产生的这种创伤看作所有问题的源泉。每个流派在看问题的时候都试图用一个概念来解释全部，这也是在精神分析这门学说的发展过程中每一个大师都会犯的共同错误。他们总想用一个概念来解释人类全部的精神现象，这当然是错误的。

后来，很多学精神分析的继承者仍然继承了这个错误，学会了试图用自己所在的流派来解释人类所有的问题。比如，学会了俄狄浦斯情结，就认为似乎所有的问题都跟俄狄浦斯情结相关；学会了客体关系流派，就说"一切都是关系"；有的人学自体心理学，又把一切都看成这个人产生了自恋。

概念是学习精神分析最大的障碍。执着于概念的人就像佛教里说的"执迷"！不破除这个执迷，就不可能真正学懂精神分析。所以，给大家解释精神分析核心概念的目的是为了打破偏执，打破对概念的迷恋，打破一个人用概念来替代对真实的精神分析的领悟。

郭德纲有句话叫："整天把概念挂在嘴上的人，一定要离他远一些！"

核心概念 73：神入

神入是自体心理学中的一个核心概念，指的是我们感受他人内心体验的过程。

"神入"这个词很抽象。连科胡特本人都说，这个词不仅引起了支持他的人的误解，也引起了反对他的人的误解。很多人就是用"神入"这个词来反对科胡特的。精神分析大师们的最大特点是：喜欢玩文字游戏。他们花了很大工夫用语言来描述一件事，实际上用语言来描述一件事真的很难。

一般我们把"神入"理解为一种高级共情的东西。用"神入"这个工具恰好能实现科胡特所说的治疗方法——和来访者发生一种镜像式的移情关系，或者反映性的移情关系等。不管是哪一种，都要完成神入，才能更深刻地理解来访者的内心世界正在发生着什么。

科胡特本人对这个术语的解释是：让自己的感觉、思维都能进入另外一个人的内部去，就像是你的灵魂进入到他的体内一样。图 42 就是对此形象地表示。

他的定义包含两部分：一个是思维，更像是理性的部分；另一个是感觉，更像是情感的部分。恰好对应着大脑的两个结构：一个是皮层、前额叶，负责理智的部分；另一个是大脑的边缘系统，负责情感的部分。所以，神入一定包含着理智和情感，这种神入是为了使咨询师能够更接近地说出来访者内心的想法。

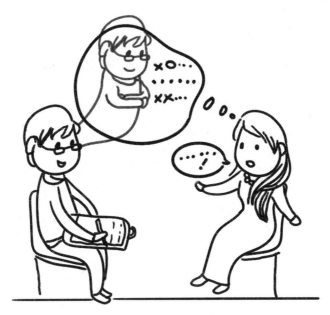

图 42   咨询师对来访者神入

我曾经在做一个案例时，就体验到了神入的神奇魔力。

　　一位来访者做了个沙盘，他在沙盘中间挖了一个特别小的水池，他把它看作大海。当我看到这个"大海"的第一眼时，就感到极其地压抑和被束缚，似乎胸口有种憋闷、无法呼吸的感觉。我问他："你有什么感觉？"就在这时，他突然用手一下子把这一小块水域撑开了，于是沙盘中间就撑出了好大一块像大海一样的水域。在这一瞬间，他感到舒了一口气，我也突然感到舒了一口气。在这种情况下，我们双方都感受到了那种东西，这大概就是一种神入。

　　神入有时就像 VR 沉浸式体验。还有人把神入叫作科胡特式的共情，这源于一种一致性的反移情。什么叫"一致性的反移情"呢？意思是我和对方的感受是一样的。来访者有这样的情感，我也有；来访者感到被抛弃，我在这里产生了和来访者一致性的感受。咨询师对来访者的这种反移情是一致性的，所以就叫"一致性反移情"。一致性反移情刚好和另外一种反移情——互补式的反移情相对应。比如，来访者渴望做儿子，渴望一个父亲，而咨询师恰好扮演了一个父亲的角色，这就是互补式的。不过对于一致性来说，则是咨询师和来访者是一样的，两个人都是儿子。

无论是科胡特，还是反对科胡特神入理论的理解和翻译，都很难找到那种具体的、能实现神入的操作性方法，这就是精神分析最大的弊端。精神分析的任何概念似乎都没有可操作性，似乎都没有把它说明白。在这个过程中，我通过研究科胡特的指向，研究他的这些词到底想说什么，找到了一种似乎可以实现神入的操作性方法。

怎么操作神入呢？科胡特特别强调神入首先基于一种科学观察。神入本身是观察，只有能够观察了，你才能达到神入。观察什么呢？应该去观察来访者的很多状态，包括表情的状态、身体的状态，感受他内心情感的状态……在这种观察的基础上，我们才可能实现神入。

我在给咨询师们做训练的时候专门强调要做神入训练。在新精神分析培训里，神入的训练方法主要就是：首先观察对方，观察他的表情和动作，试图去想象自己能够做出跟来访者一模一样的动作，身体、表情、姿态和内心情感指向，在这种状态下，你就突然觉得你知道来访者心里的想法、状态、情感了。

在我们的训练课上，为了帮助咨询师一步步地实现这一点，我甚至把毕加索的画贴在墙上，帮助大家训练神入的方法。神入的方法在经过训练后的确是可以实现的。我在出差间隙就经常在机场看人时试图去做神入，去感受他的想法。有时通过这种方法还能够很好地和机场的服务人员进行非常恰当的沟通。这是一种高情商的沟通方法，能够帮助你在生活中实现很多便利。

核心概念 74：治疗性工具

　　治疗性工具并不是指我们像医生一样拿着一把手术刀给来访者做手术。在精神分析里，我们自己就是手术刀，必须把自己修炼成一把恰到好处、可以随时改变形状的手术刀。咨询师只有脱离了自身，把自己修炼成一把在治疗过程中最恰到好处和得心应手的手术刀，才能达到精神分析流派对咨询师的最高要求。这把手术刀有时也可以是咨询师本人在某一刻的真实体现。在精神分析里，咨询师并不是以全部真实的自己（如自己的性格、自己的全部家庭背景、生活结构等）出现在来访者面前的。他可能会在某一瞬间具有真实性，但是这种真实性仍然是他把自己修炼成恰到好处的手术刀的一种需要。

　　所以，精神分析需要的是咨询师把自己修炼成一种特殊的工具，这种工具就是精神分析谈到的治疗性工具了。图 43 就形象地显示出了咨询师在咨询过程中所用的工具箱里的各种各样的工具。

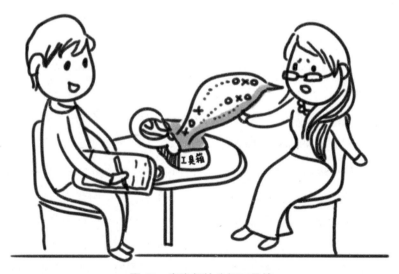

图 43　咨询师的分析工具箱

从这个概念可以看到，在精神分析里，咨询师绝不是一个人的形象，也绝不是他自己的形象。他是根据流派的要求、根据理论的要求把自己修炼出来的某一种特殊的形象。

在最早的时候，弗洛伊德说，精神分析师要把自己藏在来访者的背后，用匿名的方式出现。这种匿名的要求实际上也是对咨询师将自己作为治疗性工具使用的一种要求。匿名的方式也相当于一种工具，当我们在来访者的背后用匿名的方式听来访者说话的时候，我们必须成为另一种工具，那就是耳朵。

当我们和来访者面对面对视的时候，我们为来访者提供的工具叫作目光。不过"目光"这个工具是拉康流派精神分析谈论的一个术语。耳朵有了，眼睛有了，咨询师有的时候还要具有解释的功能，所以还得有张嘴。不过咨询师在作为"嘴"这个工具的时候，对拉康流派而言，更多的功能不是去给来访者做分析，也不是给来访者做解释，而是恰到好处地提一些问题，恰到好处地把来访者固化的语言进行破除、拆分和阻断。"阻断""断句"是拉康流派的新术语，由此还产生了与这种术语对应的治疗技术。这种治疗技术在拉康流派以外的精神分析里是看不到的。除了这些，弗洛伊德还说，我们有时要有投入的能力，有时要有抽离的能力。所以，当你投入的时候，你可能会有目光，可能会有耳朵，可能会有嘴，不过，当你抽离的时候，你还得有第三只眼睛、第三只耳朵。

这时对咨询师又有了新的工具性要求。一位受过良好训练的精神分析师，应该是什么样的呢？他应该像开关按钮一样可以随时打开、随时关上。当他把自己调成一个共情的频道时，他就具有了投入的能力；当他把自己调成一个理智的、理性的并且是悬浮的咨询师角色时，他才能听出弦外音。当他去滋养来访者的时候，他呈现的是一个共情的咨询师形象。有时他突然又变成一个设置边界和实施父法规则的咨询师形象，所以他戴着不同的咨询师的人格面具。

我在给学员做精神分析训练的时候，要求他们要具有一种如同川剧变脸般的技术。他必须清楚地知道什么时候把自己的脸变成这个样子，什么时候把自己的脸变成另外一副样子，而这个脸就代表咨询师当下成为哪一种治疗工具，就像外科手术医生手上的各种手术工具一样。在变脸的同时还要有配套的术语、配套的话术。他清楚地知道哪句话是滋养的，哪句话是设置边界的，哪句话是阉割的，哪句话是用来破除、断句、阻断的。

　　真正做一名临床的、靠谱的精神分析师，我们需要的技术必须是全面的，绝不是那些普通的理论学习教育能够训练出来的，也不是一些普通的所谓的"感应性训练""敏感性训练""共情训练"能够训练出来的。精神分析的技术的要求要严格得多。我的"扪心问诊：手把手教你做心理咨询"的模拟示范训练课程就是想解决这个问题的。

核心概念 75：断句、阻断、破除、拆分

断句是精神分析的技术之一，是拉康流派独有的。

阻断也叫作拆分或破除，也许是翻译的原因，不同的人用同样一个概念，说法却不尽相同。

第一个给我做拉康流派精神分析的分析师对我说，我们就是要对来访者进行阻断。这是我第一次听到"阻断"这个概念，我对此很吃惊，因为之前传统流派的精神分析里从来没有类似的概念，我在书里也没有找到，甚至还去求证其他分析师，他们也说从来没有听说过拉康流派里有关于阻断的内容。后来，我终于看到拉康的确有类似说法，只不过翻译不一样。其实，断句、阻断、破除、拆分都是一回事。

阻断和断句是什么意思呢？我们要想象来访者的精神世界有一处创伤，这个创伤按照拉康的说法正好是在实在界，在实在界的这些创伤中有一部分是被错误解释的，被错误解释的这部分在实在界就像一块又硬又臭的石头。这块石头相当于一种固化的解释、错误的赋义、固化的概念，甚至是在语言中形成的一种固化的语言结构。我们要把这种固化的语言结构破除、断句或者拆分，断开之后才能诱发来访者产生新的建构。把固化的结构解构就相当于断句。

注意，这里有两个词，一个是"解构"，一个是"建构"。拉康的精神分析首先是先解构再建构的过程，就是先把来访者过去对自己创伤的错误的解释解构，然后再让来访者重新发生新的建构。这一点和叙事治疗很像，后现代主义哲学建构主义都是这样做的，只不过它们是用讲故事、隐喻的方式来完成的。

不过，我认为，第一个用解构并建构的哲学思维方法进行心理咨询的人不是后现代主义的治疗师，也不是叙事治疗的治疗师。因为叙事治疗的创始人出生时第二次世界大战已经结束了，而拉康是参加过第二次世界大战的。拉康的精神分析更早地有了

"解构并建构"的治疗思维和思想，只不过人们仍然把拉康看作精神分析流派，而没有把他看作后现代主义流派。

如果我们学懂了拉康的精神分析，再去看叙事疗法就会感觉非常简单了。如果我们在单纯学叙事治疗时能补充一些拉康的精神分析，就会有更深的治疗深度，叙事治疗的整个治疗技术、思想其实可以算是拉康精神分析流派各种治疗方法中的一部分。

拉康流派的断句主要断的是两种东西：一种是错误的结构，即把固化的结构拆开、破除，让来访者能够产生新的建构，所以是先解构再建构的过程；另一种是我们无意识里混沌的部分，这部分是我们创伤中未被赋义的东西，这些无意识的东西需要重新加以断句，加上标点符号，让它变得结构化，进入语言层面，这样才可以最终进入所谓的符号界或者象征界。这些需要治疗师在给来访者做精神分析时，能够通过自己的耳朵听出哪些部分是来访者混沌的、非结构化的无意识思维。只有先听出来，才能给他重新加上标点和进行结构化。我在训练学员做新精神分析时，是要教会大家如何听出来访者的非结构化内容的。

精神分析师帮助来访者对自己的无意识进行断句、阻断、拆分的过程实际上就是为了帮助来访者进行意识化，自己去理解自己的无意识想要说什么。在另外的一部分工作中，我们让来访者打破自己的固化结构。在这一过程中，来访者固着的能指和所指就被分开了。当能指和所指被分开后，固着才有可能被分开。因为这时能指和所指都会指向新的东西，而不再指向过去固化的结构了。当来访者的能指继续滑动到下一个地方的时候，就不会固着在他本身的神经症上了。

拉康流派的精神分析的治疗之所以用不固定的时间，有时会不到时间突然就结束，有时会超过时间突然结束（见图44），就是为了在那个结束的地方发生断句，或者叫阻断，让来访者在精神分析结束之后开始产生新的反思、新的联想、新的思索，于是产生新的建构的可能。

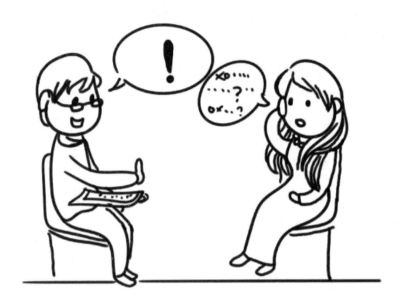

图 44 咨询师突然结束咨询过程

新精神分析：心理咨询师必知的100个核心概念

核心概念 76：精神病

弗洛伊德并不擅长研究精神病，他实际上是在神经症的领域创造了精神分析，而拉康是从精神病领域最终进入精神分析的。

弗洛伊德认为，精神病现象最根本的源泉就相当于潜意识向意识领域侵入的过程；而在拉康的理论中，精神病现象是因为来访者无法在他的精神世界里认同和整合父亲之名。他排斥人类构成的一切法律规范等，所以无法进入真正意义上的符号界，或者叫象征界。在他们的精神世界里，象征界里的父亲给他们留下的是一个空的洞，由于他缺少父亲的功能，就像是一位来访者在从黑暗的狭长隧道跑向光明的大门时，进入大门之前会有两个妖怪把他抓走。由于缺少父法对他的阉割，他被来源于小α、与母亲有关的欲望所俘获，或者被来源于镜像中的我的欲望所俘获（如图45所示）。

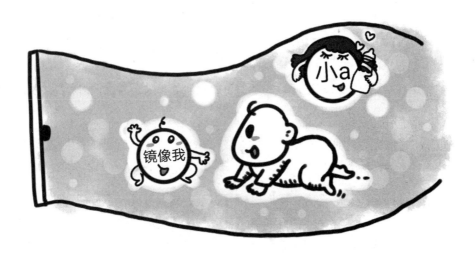

图 45　来访者被欲望俘获

对于神经症患者，特别是强迫症患者，他们最大的特点是他们有父法，只不过父法对他们而言是一种过度阉割，所以他们反复在考虑是生存还是死亡，他们会进行过度的自我惩罚。对于强迫症患者的精神世界而言，他们是有父法的，一般不会发展成为真正的精神病。

拉康所理解的"精神病"的定义和弗洛伊德所说的"精神病"是有差异的。

实际生活中还有这样的一种现象：有些来访者的社会功能尚可，平时也看不出太大的问题，只是偶尔会发作。但当他发作时，他真的像一个精神病患者，我们把这一类来访者叫作潜伏的精神病患者。他们平时是隐藏起来的，不暴露自己，这被称为"具有精神病性人格特征"。这些潜伏起来的具有精神病性人格特征的人，在生活中的表现很有趣，特别符合拉康对于精神病的理论的研究。

我曾经遇到过这样的人，最开始他是作为学员的身份在学习。潜伏性精神病性是不发作的，当他还有父法规则时，他不会表现出精神病的状态，所以在那个时候他对人非常尊敬和尊重，甚至表现得比别人更加服从父法，特别顺从于某位给他上过课的老师或者某位大师。他表现出的就是顺从，在这种情况下，可以看到他是接受父法的。

然而，当他的潜伏任务结束、他的精神病性由潜伏的地下工作变成地上工作时，父法就不能在他的精神世界产生任何的管束作用了，所以他的精神世界、象征界里存在父法的缺失和空洞。这时，他在生活中就会表现出对某个老师强烈的攻击和不满，再也不会有一丁点的尊重和遵从，他的精神世界就失去了秩序。就像拉康所说的实在界、想象界和象征界，它们本来构成环状的东西，这三个环状的东西又构成了一种叫作波罗米结的东西。这时，这三个环状的东西松动了，甚至直接脱开，潜伏的精神病就会发作，变成真正的精神病了。

不过，过段时间，这种具有精神病性人格特点的人的波罗米结能够再次形成，他就会短暂地恢复成正常人的样子，我们看他也只是性格上有一点怪异而已。

从这个角度而言，拉康认为，我们对精神病患者或者对具有精神病性的人格障碍的人做咨询治疗，是不能在想象的空间里进行的，必须关注他们在符号界、象征界里的秩序。例如，用语言去重新切割实在界的症状，去锚住他松开的三个环，重建精神病患者精神世界里的结构，把他们的语言混乱变成新的语言秩序。

核心概念 77：癔症和强迫症

　　癔症也叫歇斯底里症，属于一种神经症，常常由精神因素（如生活事件、内心冲突、暗示或自我暗示等）引起。患有癔症的人一般具有人格基础（比如，具有以自我为中心、争强好胜、情感丰富、受暗示性强、表演性等人格特质），但是在受到应激事件刺激或内心冲突长时间无法解决时就容易患病。癔症主要表现为分离症状和转换症状，比如，有些人常常表现出声嘶力竭、号啕大哭、捶胸顿足等情绪和行为上的反应；有些人会有身份或环境的异常体验，不知道自己在哪里，不认识周围的人，或者有神仙附体、已故之人上身等体验；有些人的症状则反映在躯体上，明明临床检查生理功能正常，但其生理功能却不能正常发挥（比如，突然不能说话或者不能走路等）。

　　对癔症的研究通常被看作精神分析的开端，弗洛伊德和布洛伊尔最初对癔症患者的研究被收录在《癔症研究》一书中，但他们两人之间对于癔症的研究也是有分歧的。

　　弗洛伊德在癔症的心理形成机制上有两点看法：第一，他认为心理能量都需要有出口，如果心理能量在向外泄的过程中受阻、发生矛盾或冲突，就会导致病症；第二，任何受压抑的欲望、思想和情感，本质都与性欲有关，其根源可追溯到儿童时期被压抑的性，认为性冲动在癔症病因中起了很大的作用。布洛伊尔与弗洛伊德的分歧在于第二点，前者不赞同癔症症状是跟压抑的性欲有关。

　　到后来，拉康也研究过癔症，他对癔症的看法和弗洛伊德也是有区别的。

　　大多数心理咨询师，甚至目前市面上所有关于深度研究心理学的培训都是沿用了弗洛伊德对癔症的看法。

　　弗洛伊德认为癔症和压抑有关，这种压抑的特点是，不能够回忆起自己压抑的原因。这种特点和所产生的癔症症状之间存在一种象征关系。有些癔症的触发因素是产生了很多件让他痛苦的事情，这些事情最终构成了一种癔症的症状。还有一种情况，因为某件关键的事情引起了某人心理的创伤、恐惧，或者是引发其羞辱、羞耻、焦虑等情感。如果一个人可以回忆起对其造成创伤的事件，并且在回忆时是充满情感的，那么他的症状就会在这时得到缓解。

弗洛伊德最初治疗癔症的方法是催眠，即通过催眠来唤醒来访者那些被压抑的记忆，所以弗洛伊德关于癔症的公式是非常简单的，即当我们能使来访者把激发症状的事件及其所伴发的情感清楚地回忆起来，让他们尽可能详细地描述这个事件，并能用言语表述这种情感时，癔症的症状就会消失。正是因为弗洛伊德的研究，后续各种培训、治疗都把催眠、宣泄、让一个人能表达他自己当作治疗问题的一个关键步骤。

但是，弗洛伊德后来发现有些人通过催眠并不能获得治愈，甚至有些人的病情还会出现反复。究其原因，一方面，治疗师对来访者潜意识材料的真正的理解和把握不一定准确到位，而且不是所有的来访者都认同治疗师对症状的解释；另一方面，不是所有的来访者都能进入深度催眠的状态。因此，弗洛伊德渐渐放弃了有意暗示的方法，不再使用催眠的方法，而是越来越多地依靠来访者自由联想的方式来再次唤醒他们那些被压抑的记忆。所以，自由联想是弗洛伊德催眠式治疗癔症的替代品。

拉康对于癔症有一种新的理解。在这里，我们不得不引出"强迫症"这个概念。强迫症属于焦虑障碍的一种类型，以强迫思维和强迫行为为主要临床表现，特点是有意识的强迫和反强迫并存，反复出现刻板行为或仪式性动作，一些毫无意义、甚至违背自己意愿的想法或冲动反复不断地出现在患者的日常生活中。虽然患者明知毫无意义，却无法控制、不能摆脱，深感焦虑和痛苦。拉康注意到强迫症和癔症之间具有一种辩证的关系——一边是女人，一边是男人。因为癔症大多数患者为女性，而强迫症患者以男性居多。所以，拉康认为这两者之间一定有一种辩证的关系。

从社会心理学的角度来看男性和女性在社会中的角色、地位，恰好是女性被抑制、压抑，男性具有男权身份。可是，男性在社会生活中也需要压抑自己，只是这两种压抑不太一样。一个是压抑自己的欲望，例如女性就表现出癔症的症状；另一个是对自己的欲望进行一种自我惩罚，而这种惩罚正好表达出男性处理问题的基本方式，这种方式也可能从父亲的管束和训练中继承。父亲所实施的这种训练恰好构成了弗洛伊德当时所说的"肛门型人格"。

对癔症患者而言，最关键的在于失去了自己的欲望，想不起来自己到底想要什么；而对强迫症患者而言，他知道自己要什么，但是他惩罚自己，无法做出决定，他最终所面临的根本性问题是在这种自我惩罚下是死亡还是活下来。

从这个角度来看，强迫症患者进行反复操作的仪式会被认为是防御机制，用它来取消或者消除一些什么。就像是一个护身符，消除或者取消或者免除自己受到来源于父法的惩罚。

因为并不像客体关系流派那样用客体来看问题，或者像自体心理学那样用自体来看问题，拉康是用主体来看问题的，所以，无论是强迫症还是癔症，在他眼里都是一个主体性的问题。只不过对于强迫症问题而言，患者的强迫性主体问题就是活着还是死亡，也就是存活的问题。而癔症患者的主体问题是"我是一个什么性别的人？像我这样的人的欲望是什么"，所以其主体性涉及"我这样的性别到底该把自己放在何处，处于何种位置"的问题。患者在生活中找不到这个问题的答案。弗洛伊德认为抑郁症是性爱对象的丧失。抑郁症患者把他人的目光内化为自我，就像自觉扮演着别人赋予他的角色。于是，这种镜像阶段形成的理想自我，造成了人格的自我异化与分裂，使得欲望的主体始终徘徊于想象界与象征界之间，无法进入正常人的生活。

2008 年，四川汶川地震，我在灾区做危机心理干预，曾经见过这么一家人：男人大概 30 岁出头，是家里唯一的男性，其他都是女性，有他的妻子、姐姐、母亲。而这个男人最大的特点是具有阴柔的气质。如果从拉康的角度来看，他是一个无法在家里找到自己的位置的、一个具有阴柔特性的、像女性一样的男性。他家里的每一个女性都非常强大，可以随意指责他、训斥他。癔症患者最大的特点是失去了自己的欲望，被迫去认同某一个他人的欲望，他们把他人的欲望当作自己的欲望，而自己的欲望却消失了。这个男人在地震后出现了明显的癔症表现，他当时在地震灾区现场最大的特点是处于一种无能的状态，身体也呈现出无能的状态，所以他本质上也在努力地迎合着他们家其他女性对他的要求和欲望。

大多数精神分析师或者心理咨询师所熟悉的关于癔症的理论都是源于弗洛伊德所创造的理论，而对拉康的关于癔症和强迫症的理论并不熟悉，这就导致他们在临床中遇到某些案例时无法做出分析和解释。因此，如果我们不能全面地了解精神分析，就可能会在临床上错过一些来访者，也就无法真正治愈他们了。

核心概念78：儿童精神分析

之所以把儿童精神分析列为一个单独的概念，是因为儿童精神分析和成年人精神分析之间的区别实在太大了。

弗洛伊德的精神分析主要以成年人为对象，虽然其人格理论中提到儿童的心理发展，但实际上并没有对儿童进行深入的精神分析的经验。关于儿童精神分析，最早做进一步涉及研究的是弗洛伊德的小女儿安娜·弗洛伊德，可以说她是儿童精神分析的先驱。安娜·弗洛伊德从父亲那里继承了对人格发展的思考，并用在儿童精神分析中，开创了儿童精神分析的疗法。但由于儿童语言能力有限，无法实施自由联想或释梦技术，安娜·弗洛伊德只能创造性地用游戏观察和家庭访问观察的方式进行。

有人说喜欢做儿童心理咨询，喜欢和儿童一起工作。其实，儿童的精神世界并不比成年人轻松和简单，甚至更复杂，需要对精神分析有更加专业的、通透的理解。成年人至少有一个恰当完善的认知结构，它可以促进成年人的领悟，而对于儿童来说，方法和技术较成年人都会有很大的差异。所以，心理咨询师首先应该具备对成年人精神分析通透的理解，再专门去学习儿童精神分析的相关知识，才有可能做儿童的精神分析。但很多咨询师认为，成年人不好搞定，儿童好搞定，这种想法很可怕，既害人又害己。

在快速发展和全球化的过程中，我国这些年的传统观念与西方化各种观念的冲突等，都会在儿童的身上有所体现。有很多孩子缺少父母有效的陪护过程，更容易成为受到伤害的对象。在家庭中，儿童更容易成为家庭压力最后的承载者，所以儿童更容易出现各种各样的症状。

对儿童进行精神分析工作时，我们首先需要考虑儿童自身认知结构的阶段性特点，例如，对于三岁的孩子、七岁的孩子、十多岁青春期的孩子，他们在认知结构上的差异才是我们进行精神分析需要调整的对象，而这些调整的对象主要关注的是他们领悟的水平。

有些精神分析流派认为，对于更早期幼年的孩子，我们首先要做的是恢复他良好的养育环境，重建孩子与母亲早期的情感，甚至包括恢复儿童无所不能的自恋状态。

在这里，我有一套专门针对儿童在镜像自恋获得阶段受挫和没有正常发展自恋的情况下的治疗方法，通过设计一个儿童的镜像训练来恢复儿童的自恋和自尊。

安娜·弗洛伊德也从事过儿童的精神分析治疗工作，她曾特别强调，精神分析师在进行儿童精神分析治疗时，不要试图去代替来访者的父亲或母亲，不要试图成为来访者人格里的重要他人，因为如果精神分析师试图去这样做的话，那么将会引起来访者潜意识极大的恐惧。

还有一些精神分析流派强调，儿童精神分析的目的和成年人是不一样的。对成年人进行分析时，我们可以让他退行并看到早年过去的创伤，让他把这一切意识化。但是对于儿童，我们却不能给他们重建一个关于过去的真实的或者客观的真相画面，因为这些对儿童的认知而言并没有真正的意义。我们应该关注的是，当孩子遇到创伤或压力时该如何去适应这一切，要关注他所产生的应对式的或者适应式的生存策略。当然，这些生存策略中有些往往是具有伤害性的、病理性的，甚至是病态性的，我们要关注的是它们是如何影响儿童进一步的分离，如何影响孩子作为一个有社会适应性的存在顺利地进入到社会生活中去的。同时，在对儿童进行精神分析时还要用儿童听得懂的话来说。

在儿童精神分析发展的过程中，很多人都做了非常了不起的工作，包括安娜·弗洛伊德。安娜有一个非常重要的思想：她强调在幼年、童年时期心理发育不正常的儿童，在青春期会有第二次发育的机会。原因很简单，因为青春期孩子的力比多、荷尔蒙激素分泌水平都是非常旺盛的，这时可以发生驱力的重新定位。

温尼科特在这方面也做了大量的工作，他花费大量时间在 BBC 上讲了很多和儿童有关的思想，教育了一大批家庭主妇，使整个西方从过去到现在的教育方式都发生了翻天覆地的变化。正是由于精神分析师的努力工作，才重构了教育模式和家庭教育的方法。

温尼科特的主要方法是用一种补偿的方式促进退行、提供抱持。在这方面，温尼科特的思想和比昂有些接近。温尼科特在精神分析实操以及和来访者工作的时候，都提供了一个非常好的容器功能，和比昂所说的"提供一个非常好的 α 功能去消化当事人的 β 毒素"一样。

除此之外，克莱恩也做出了卓越的贡献。他主要提供了儿童原始的防御机制——投射性认同。

后来，拉康流派的法国儿童精神分析学家弗朗索瓦兹·多尔多（Francoise Dolto）也做了和温尼科特类似的工作。温尼科特是在 BBC 开设节目，多尔多是在法国广播电台开设节目，用一种深入浅出的谈话方式让更多的家庭教育工作者了解儿童精神分析常识，不过他用的是拉康的理念。

由于拉康认为主要概念的形成是建立在来访者重新获得对创伤的赋义以及来访者对创伤过程中的错误赋义进行重构的基础上，所以，拉康流派的精神分析主要聚焦在自我表象的形成和自我概念的矫正上。

拉康流派所关心的精神分析的形式和克莱恩流派有着巨大的差异，这种差异性也表现在传统精神分析对来访者的野蛮分析上。野蛮分析在儿童精神分析中也会存在，所以拉康非常严厉地指责了这种行为。他曾说，克莱恩做的儿童精神分析案例，采用的是一种残忍的方法，用的是一种解释性的工具，他们用对待成年人的方式把儿童在精神分析案例中所有的象征性含义进行了符号化，并且直接给予孩子答案，这都是非常粗暴的。

拉康的精神分析以及由他的理论所诞生的对儿童进行精神分析的实操技术和理论都是息息相关的。拉康关心的是孩子在从母亲爬向父亲的过程中，逃脱的力量来源于"镜像我"的吸引。他要让孩子找到一个关于父亲的起源和能够指向父亲的能指，这样，孩子的精神世界就会稳定下来。

拉康关心的是镜像，而多尔多在做儿童精神分析的时候，是通过孩子的目光让孩子获得跟自己有关的意象。

两者具体的差异表现在哪里呢？

第一，拉康强调的是在镜像的状态下如何去组织来访者的自我表象，而多尔多是用意象来重构或组织来访者的自我形象和表象。

第二，拉康认为，我们得借助镜子看到形象才能了解自己。而多尔多认为，孩子先是感到自己的存在，产生一种原发性的自恋，然后再通过镜子予以证实，当孩子通过镜子看到自己完整的形象时，才能在自己感受的基础上和母亲完成分离的过程，这意味着出现了母子一体性的分离状态和必经阶段。事实上，这时镜子产生了类似于阉割、边界的作用，从而帮助孩子完成了与母亲分离的过程。

如果一个人没能完成与母亲分离的过程，还是处于一种原发性自恋的状态，那么他会怎么样呢？

这类人的特点如果表现在生活中，恰好他们又是咨询师，那么他们会在咨询分析中采取不依靠理性、不去管真相，不注重来访者的感受，只依靠自己的感受去做咨询。

我们给儿童做精神分析最主要的目的是让儿童慢慢进入儿童主体性，这一点和成年人世界相类似，成年人也需要获得自己言说的主体性资格。

对于儿童精神分析，我们要帮助来访者重建他的身体表象，帮助他完成一个形成自我概念的过程，帮助他通过完成自我的身体表象，从而产生主、客体分离，同时帮助他开始爬向父亲的能指（爬向父亲的能指指的是孩子成长的最终目的是社会化），并且在此过程中不至于被镜子中的自己所诱惑而停下脚步。

核心概念 79：儿童主体

儿童主体主要存在于拉康和多尔多的精神分析里，在之前的精神分析流派，特别是传统的精神分析流派（包括拉康本人），不愿意承认儿童在小时候就拥有了主体地位。拉康认为，一个人拥有自己的主体资格的时间非常短，儿童最初是没有主体资格的，那时他是处于和母亲一体化的阶段。客体关系流派也是这样认为的。

拉康认为，当儿童离开母亲之后，会在非常短暂的几个月时间内拥有主体资格，但很快他会被镜像我吸引，于是失去了自己的主体资格，继而又被大他所阉割。

而多尔多的看法不一样。多尔多认为，儿童天生就拥有主体资格。这又是怎么一回事呢？

首先，客体关系流派认为，婴儿从出生一直到六个月之前都是和母亲处于一种未分化的状态。六个月后，婴儿开始尝试把母亲内化进自己的人格内部，这时就产生了一种客体和自己的关系。于是，这种精神分析流派就被称作客体关系流派。

多尔多花费大量时间和儿童一起工作，观察儿童。她有一个不一样的观点，她认为，孩子在出生的时候就是一个主体。她的这一观点影响了整个法国的心理学界，甚至获得了法国医学界的医生、护士们的支持。这种观点进一步被传到美国，也影响了许多其他流派的心理学家的看法。

孩子到底是不是一个拥有主体的人？

其实，多尔多所认为的主体是一个发展的过程，并不是在结构主义里拥有一个自立的主体。她说的主体是一个动力学的概念，意思是孩子在刚出生时感到自己是一个主体，后来通过和父亲、母亲的各种互动，不断促进自己的主体资格发展。不过，这些差异并不是多尔多想告诉我们的真正含义，她并不想和拉康去争辩儿童到底是拥有主体资格还是失去了主体资格。

多尔多的概念仍然是建立在拉康整个理论体系的基础之上的，她想传递给我们的观点是，孩子在语言上是一个主体资格的身份，而此身份是想告诉我们：人类的孩子和动物有极大的差异性。人类的孩子从一出生就非常努力地尝试通过语言的方式来表达自己的感受，有时即使成年人不一定能听懂，他也会努力地想要去说些什么。上述观点对多尔多从事儿童精神分析工作产生了巨大的影响。多尔多以此为基础理论，发明了她的儿童精神分析的实操技术。

事实上，只有了解了儿童在语言上是一个主体资格的身份，大家才能知道在给儿童做精神分析时，多尔多的实操技术是如何展开的。

儿童的主体资格是多尔多独特的贡献，最特别的就是她认为儿童在语言存在上拥有独立资格。

这意味着什么呢？她在运用具体的实操技术对儿童做精神分析时和我们会有什么不同呢？

要了解这一点，我们必须先从拉康的精神分析对人的创伤的解释入手，这样才能帮助大家更好地理解儿童的语言主体资格存在到底是什么意思。

首先，拉康给我们描绘了一个创伤的构成——三界（实在界、想象界和符号界）。什么叫创伤呢？拉康告诉我们，创伤是那些未被赋义的或被错误赋义的部分，而这些部分恰好是在实在界的范畴内。打个比方，我用手去摸了一个学员的屁股，这会造成创伤吗？实际上，是否会带来创伤，主要取决于这个学员能否用主体资格的身份在语言上对这件事给自己做出一个完备的解释，如果不能，或者给了一个错误的赋义，这就会构成创伤。

当创伤事件初次发生时，我们大多数时候在当时都无法给这个事件做出一个完备的解释，而是给了它一个错误的赋义。

所以心理治疗或者精神分析的目的是让来访者重新去赋义、解释、建构那些在实在界里未被赋义的部分，这一现象在拉康的精神分析里叫作用语言去切割实在界。

儿童不正是如此吗？儿童需要对自己所经历的生活中的养育或者创伤的环境做出

解释。这个解释大家不要理所当然地认为儿童需要大人给他一个解释，并不这么简单。有一部分需要大人告诉他真相，还有一部分需要儿童在他那个年龄阶段去尝试理解、说出并能够告诉自己这是什么。但是，随着儿童年龄的不断增长，在不同年龄阶段的认知结构中，他还需要对自己曾经经历过的创伤进行多次的赋义，直到最终完成完整赋义的过程。

为什么儿童在结构主义上不是一个主体，却可以在语言上是一个主体呢？明白这一点非常重要。

弗洛伊德一开始认为是潜意识决定了我们，接着客体关系流派认为我们在人格内部是受到父母关系的影响，因而产生了客体的分裂和自体的分裂，所以人格内部有很多不同的客体表象和不同的自体表象。这些都告诉我们，从结构主义角度讲我们人类的精神内部是分裂的，我们并不具备主体资格。

之后，自体心理学也同样认为我们的自体需要在外界环境的影响下才能产生分裂。

综上所述，我们并不是一个整合的、统一的主体存在。

发展到拉康阶段，拉康认为，我们从早期属于母亲，继而过渡到属于镜子，最终被大他所阉割。

多尔多认为，孩子自出生那一刻起，就有一种想要和周围的人去沟通、去语言化的驱力，所以语言也许对儿童而言是一种本能。建立在这种假设的基础之上，多尔多产生了他和儿童工作的方法，这种方法是建立在让儿童拥有语言主体资格的角度的基础上进行的工作。

核心概念80：儿童与祖先相遇

儿童精神分析具体怎么做呢？精神分析实操技术其实是秘而不宣的。这个传统从弗洛伊德就开始了。当时荣格曾抱怨弗洛伊德虽然创造了谈话疗法、精神分析疗法，但是却没有出个操作手册告诉我们如何操作。所以，精神分析的操作技术是通过一代一代的咨询师，在接受他们上一代的教主们对他人的分析过程的基础上，自己摸索出来的。在这里，我把"秘籍"全部呈现出来。

多尔多在进行精神分析与儿童精神分析时是怎么操作的呢？

她认为，我们需要假设儿童告诉我们的话我们暂时听不懂，我们应该聆听、关注，要用目光与他交流，再尝试去破译、定义儿童想告诉我们的是什么。

倾听儿童的欲望，并不是去满足他。这点和客体关系流派有很大的区别，有不少人在做儿童精神分析时，想尝试去替代儿童的父母，给孩子一个喂养的身份。但多尔多认为，能看出并聆听出儿童的欲望和要求已经是成功的精神分析了，单一地去满足他却是没有价值的。一旦儿童感觉在情感、语言、需要和欲望被回应了（实际上，被回应本身就是对儿童的需要进行了补偿），他就能够接受所遭遇的挫折，并尝试去继续升华他的欲望。升华的方式就是进一步与他的母子一体化的状态做一个分离和切割。

说到此，我想起电影《阿凡达》里的一个情景。阿凡达人相互打招呼的方式和地球人不一样，非常奇特，比如他说："我看见你了。"这是有特别意义的。儿童精神分析也是如此，如果一个儿童在情感上和语言上得到了一个成年人的回应，这个回应就是成年人"看见"他了，而回应本身就足以让儿童感觉到自己可以去接受所遭遇的挫折，并且尝试进一步挣扎着走向人类成年的生活。

这种分离的技术很容易就能实现，比如，儿童在精神分析的互动中展开如下对话："这是你的鼻子，鼻子在流鼻涕。""看到没有，这是你的小脚，这是你的肚子。"在这个过程中他就产生了语言化并与自己的身体树立了边界。

多尔多对于儿童精神分析实操中的干预风格也是非常直接的。例如，在一个案例中，有一个孩子对于母亲要去做保姆照顾其他的孩子心生不满，多尔多听到这件事后，直接对这个孩子说："你的母亲留在这里照顾其他孩子，她要当保姆，要挣钱，但是她是爱你的。"

多尔多的风格就是直接把事情的真相告诉儿童，让儿童能够得到一个解释、一个说法。当儿童无法用语言来表达的时候，多尔多也会把绘画引入到儿童的精神分析中。在引入绘画之后，就不可避免地让儿童进入重建或者建构其身体表象、自体表象的阶段，关于这部分，我们将在另一个概念"身体意象"中展开讨论。

多尔多强调，要用儿童的语言和儿童说话。当然，多尔多的分析风格是偏感性的。这就和克莱恩流派的分析形成了鲜明的对比——克莱恩流派看起来似乎更注重理性分析，而多尔多更注重分析中的感受。为什么会如此说呢？

因为多尔多非常强调精神分析师和儿童在一起时聆听这件事本身就极其有价值。聆听代表着儿童和成年人在一起，代表着成年人在场。

在场就像是精神分析师和来访者一起工作，这时，精神分析师对来访者而言就是在场的。关于在场，我特别强调，有很多父母在和孩子打交道的时候，虽然本人确实是和孩子在一起的，但是表现得却如同没有在场。因为他们的眼睛总是在盯着手机，总是在玩手机。真正在场的表现应该是父母在和孩子互动，他们在听孩子说，他们的眼睛就像《阿凡达》那部电影里所说的"我看见你了"。

综上所述，在多尔多的儿童精神分析中，和儿童在一起时，父母要做到聆听儿童、看见儿童，也就是说，父母要在场。

关于这点，我还想谈谈多尔多的儿童精神分析治疗和温尼科特的治疗方法之间的区别。温尼科特的治疗方法有退行、补偿的风格。在多尔多的精神分析里，强调的是咨询师把来访者、把儿童当作一个语言性的存在，同时用语言来疗愈儿童，并不进行真正意义上的补偿。她认为父母能够听到儿童的心声，并且能够用语言来回应儿童，仅仅是这种情感上的反应就能增强儿童的受挫能力。

而多尔多和拉康的思想是一致的。拉康强调孩子必须要和父亲相遇，即孩子要找到自己的起源，所以，在拉康的精神分析实操中，在做青少年案例时，他们也会关注青少年是如何讨论自己的起源的。

多尔多在做儿童精神分析时，强调一些父母有意隐瞒、编造谎言来欺骗孩子，这样会让孩子无法理解自己的起源，即便有些孩子出生本身就可能存在父母不愿意触碰的秘密，也需要给孩子一个说法，让孩子能够了解更多。

孩子需要一个说法，实际上相当于孩子接受了一个符号化的功能，特别是关于一些父母不能让孩子触碰的、禁忌的东西，也需要给孩子一个说法。

关于这个问题，我提醒大家要站在哲学的高度去理解，所谓"孩子必须是自己语言的主体"，意思不仅仅是孩子简单地得到父母给他的解释，更主要的是他要自己形成一个对于他出生的起源以及那些不能触碰的秘密的说法、解释。当然，这种解释最开始依赖于父亲、母亲或者精神分析师与他的语言的互动，并且把一些意义、真相摆到他面前。

这些意义、真相包括什么呢？

主要包括他的起源、历史、出生时的情况、他的家谱等，还有中国文化里的祠堂、上祖坟等内容，在拉康的精神分析里叫作与祖先相遇。

在做青少年案例的时候，精神分析师可以主动和青少年儿童谈论关于他的起源问题。这一点在微精神分析里也有。有时微精神分析强调要和来访者一起看他的家族的合影照片，实际上，也是要让来访者看到他的起源。

核心概念 81：见诸行动

　　见诸行动也被翻译成"付诸行动"。它描绘的是来访者在咨询中因咨询而被激活的一种反应。这种激活的反应往往和来访者深层记忆里压抑的内容有关，只不过不是用语言的方式说出来，而是用行为来表现和表达出来。

　　很多治疗流派都把付诸行动看作是危险的，意味着来访者可能会有一些冲动。这些冲动在见诸行动最早的词源上被理解为来访者类似犯罪的一种行为上的易冲动。这种易冲动可能会伤害来访者，也可能会伤害分析治疗。这种见诸行动发生在咨询中，表现为对咨询师身体上的、情感上的攻击，有时可能会发生在来访者的生活中。如果来访者在生活中出现这种行为，就可能会使来访者正常的习惯性的生活模式发生巨大的改变。因此，一般认为，见诸行动对来访者来说是危险的，这也被称作"精神分析中的危险时刻"。

　　有时，来访者原本通过一个强烈压抑的过程就可以在生活中不采用自残自杀的方式造成自我伤害，但是当分析进行到一定时候，如当有些未被表达的内容在深层记忆中通过行为来表现时，自杀的冲动、自残伤害等行为就可能通过真正的生活中的付诸行动的方式来表现了。

　　如果所有的见诸行动还没有造成实质性的伤害，那么咨询师需要更多地从信息学的角度来考虑，即把来访者在分析中和分析外表现的一切都看作一种材料，一种精神分析所需要的潜意识材料。这种潜意识材料会给精神分析师带来一个方向性的启发。有些精神分析流派会拿这种潜意识材料向来访者做解释，目的是引起来访者内省和潜意识的意识化。

　　还有一些精神分析流派只把在咨询中所发生的一切当作材料。而对于来访者在咨询以外的行为表现，如果来访者没有在分析中汇报出来，那么就不把它当作正规的材料。这样做的目的是减少来访者在咨询以外的时间采用一种行动的方式来伤害自己或者伤害他人的行为。比如，在精神分析实操中，有些来访者倾向于在分析中减少材料的给予，而在分析之外采用发微信、发短信等方式，或者在分析时间之外为分析师提供额外材料。这也可以看作一种见诸行动。

有些咨询流派采用的是只对在咨询中、分析中来访者告诉的东西予以分析、予以讨论、予以重视，并把它纳入到精神分析的材料中，而对于来访者在分析之外的所有行为，分析师会视而不见。这是因为，如果分析师去和来访者讨论分析以外发生的那些东西，就有可能会鼓励来访者更多地在分析以外、通过见诸行动的方式来告诉咨询师一些什么，这样就会突破设置、突破边界，也会把一场分析推向危险的境地。

在分析中要记住，应该鼓励来访者将一切的东西通过语言的方式，或在咨询中通过咨询关系的方式来予以呈现。如果有些分析师在分析过程中，可能会因个人的防御而打破、打断或者在潜意识里阻止来访者汇报某些材料，来访者就会把本该用语言表达的东西转化为一种行动和行为。关键是，在那个过程中，来访者却不会意识到这一切。例如，他不会对分析师说他能回忆起他与父亲或者母亲生活中的那些场景，不会告诉分析师他的权威式的父亲是如何虐待他的，但是他却会用这种虐待的方式来对付精神分析师。

所以，一般而言，我们把见诸行动看作来访者压制了他的移情，通过行为来表达。见诸行动这个概念和很多精神分析实操的技术相关联。

见诸行动在精神分析中被认为是一个危险的时刻，必须要做一些保护精神分析师、保护来访者，以及保护精神分析师自身的工作。这方面的案例已经层出不穷。有些来访者在见诸行动中甚至会杀死他的精神分析师。正因为如此，很多精神分析师在工作一开始就要和来访者签订一个协议，目的就是让来访者承诺，不在分析中和分析进行的整个时间跨度里做出任何伤害自己、伤害别人，或者发生重大的生活改变的行为。

见诸行动也不完全都是伤害，有些艺术家往往通过见诸行动的方式来创造艺术作品，这一点可以看作一种升华。在拉康的精神分析里，也把它看作圣状。很多作家创作一部小说，也是一种圣状的形成过程。

但有两点需要注意：（1）咨询师尽量减少自己的防御，这样就不会引发、诱发来访者的见诸行动；（2）学会把来访者在咨询中所表现的一切都看作一种信息沟通的方式，只不过这种信息沟通的方式不是通过语言来进行的而已。

这种观点在危机干预和防范来访者自杀中非常有用。即使当事人不是来访者，当偶尔遇到危机干预现场的时候，同样可以把现场所发生的一切看作一种来访者和分析师进行信息沟通的方式，看作一种来访者潜意识材料的见诸行动。这些材料就可以有意义地去帮助一名精神分析师或者心理学家，在处理现场去了解当事人所发出的一些信号。

由精神分析师或心理学家的反移情所引起的非理性行为，在很多咨询师身上屡见不鲜，但是，他们只看到来访者，只去注意来访者，而从不去思考自己身上有同样的见诸行动。有时，甚至来访者的一个见诸行动，被咨询师潜意识认同，继而产生一种叫作共病或共谋的现象。这种情况下，来访者和咨询师两个人都在潜意识的层面上共谋。他们彼此非常享受这种潜意识的过程。但是，这种过程并不会给来访者带来任何益处，实际上更像是精神分析师在利用他的权力玩弄来访者。

必须注意，一般认为，源于咨询师自己的见诸行动之后，有时见诸行动也是证明了这场精神分析在解释方面的失败，或者患者自身无法完成对咨询师的内化工作。正因为如此，拉康认为，解释工作并不会给精神分析带来任何益处。他主张要把工作的语言破除、拆开、断句，并且引发来访者语言的能指滑向下一个去处。

核心概念 82：精神病性

精神病性不是一个非常突出和独立的概念，之所以这样讲，是因为在临床中，甚至在心理咨询师群体中有一种潜伏起来的精神病患者。

当提及精神病患者时，大家首先想到的是这个人发疯了，但潜伏起来的精神病性患者不一定时时刻刻都发疯。当我们说一个人患精神分裂症时，主要指的是其症状表现为幻听、幻视，分不清真实和幻想的区别，这样就导致精神分裂症患者不需要承担法律责任。但有精神病性人格障碍的人，多数时候并不会呈现出像精神分裂症一样的幻觉。为什么要给他们加上一个"精神病性"的概念呢？原因就是，他们有时会间歇性、不定期地发作。其实，很多人格障碍都有这么一个间歇性的发作期。当他们发作的时候，同样会混淆真实和想象的区别。但发作一段时间之后，会自发地回到稍微正常些的状态，又呈现出像人格障碍一般的损害自己的人际功能的特征，但并不会有像精神分裂症那样典型的幻觉。

众所周知，心理咨询师群体中有大量的患者，很多精神病患者就是想通过学习心理咨询来治愈自己的疾病。可以说，心理学圈里精神病患者很多。记得在 2004 年时，我开办过一个绘画治疗培训班。当时，有一个学员在课堂上画了一幅画，我发现他的画呈现出典型的精神病的特质。课后，他承认自己有躁郁症，原来他还是一位正在服药的二级心理咨询师。

真正的精神分裂症，会表现出长期的幻觉症状。咨询师群体中的这些潜伏的精神病性人格障碍的人，在生活中，又是一种什么样的表现呢？

首先，与神经症有区别。区别在于人格组织方面。神经症患者的人格组织是完整的，具有现实检验性，知道真实和想象的区别。精神病性患者的人格组织就不一样了，它是不完整的，自体表象或客体表象的边界不清，患者经常会混淆自己和他人的区别。

有时会用一种妄想性的臆测去猜测、编造自己和别人的关系，有时甚至会编造一些自己和别人之间不存在的关系。这其中最早中招的就是弗洛伊德的老师。弗洛伊德在精神病院当医生时，他的科室主任（也算是他的老师）遇到了一位来访者。这位来访者对其他的医生妄称，她怀上了主任医生的孩子。这严重损害了该主任医生的声誉。他被吓坏了，说道："不能再给精神病患者做治疗了，还是给他们吃药算了。"于是，他放弃了对精神病患者的心理疗法。可以看到，这类人经常会臆测人际关系，在互联网时代，他们如鱼得水，因为他们可以在网上，随意地编造一些不存在的东西，而很少有人去质疑。

精神病性人格最大的特点是，自体和客体不分化，很多时候是活在一个自己构建出来的精神世界里，并且间歇性地失去现实检验性。他的本质实际上是一种死本能的体现，具有很强的攻击性和施虐性。特别是在一些案例中，具有精神病性人格的来访者在与别人发生恋爱关系时，往往会引起死本能和毁灭的冲动，这实际上是非常危险的。他们有时要毁灭这个世界，甚至连同自己，当然，也会捎带着毁灭与他亲近的人。

在个体的人格内部，由于精神病性的人主体、客体都没有完全分离，他们在认同方面也无法实现，甚至不能完全感觉到自己的存在，分不清幻想和现实，而且无法与别人建立基本的信任和依赖关系。所以，他们会活在怀疑之中，有时会间歇性地产生一种被害和妄想的想法。所以，必须警惕这些潜伏起来的、平时看起来正常的、具有精神病性人格的人。

核心概念 83：身体意象

身体意象有时会和科胡特流派自体心理学里的自体表象产生混淆。而儿童的身体意象，是和儿童的身体图式相区分的一个概念。这些概念主要是不同流派的说法，比如，科胡特用自体表象的概念，而弗朗索瓦兹·多尔多用身体的图式和身体的意象来表示。通过比较，我们也可以认为，身体意象也是一种自体表象，只不过多尔多把自体表象或身体意象进行了更加详细的区分。

首先是区分出身体意象和身体图式。

"身体图式"是一个神经学的术语。意思就是，每个人的身体在我们的大脑里都有一个反射区。关于身体的边界、身体的感受，都是我们身体的一个图式，所以，本体感应该是身体图式的一部分。

从这个角度而言，多尔多认为身体的图式是可以离开语言的，并不需要依赖语言而存在，但是身体的形象、身体的意象则不行，因为身体的意象必须借助语言来实施。

换句话说，身体图式是一个神经心理学的概念，是身体的某一部分在我们大脑里的一个反射区域所形成的一种感受。

我们重点来说身体意象。弗朗索瓦兹·多尔多专门把身体意象和我们的身体图式做了区分。之后，我们可以进一步看到身体意象是一个无意识的概念，它可以分为三种：基础意象、功能意象和爱诺意象。它们分别代表以下含义。

- 基础意象，代表着一种存在的感觉。这是一种持续存在的感觉，也是源于一个人原发性的自恋，对自己的投注。所以，当一个人持续性的存在感被破坏时，也可以说他的基础意象丧失了。这些基础意象和孩子的一些身体的感觉产生联系有关，比如，呼吸、口腔、肛门，这些都能产生持续的存在的感觉。

- 功能意象，主要指的是身体功能，包括呼吸、吃东西、排便这些身体的基本功能。弗朗索瓦兹·多尔多认为，这些身体的基本功能、身体的部位，就是症状发生的原因，比如，孩子饿了想要吃东西，就会发出一个请求。对于这个请求，母亲有时会回应，有时并不一定给予回应。正是因为这些请求，孩子开始发展为通过语言来和母亲进行互动。

- 爱诺意象，对于这个意象，我们通过望文生义就能理解——爱情和承诺，并且和身体、意象合在一起构成了一个概念。它首先和身体的感受有关。比如，孩子吃奶，他在吸奶的过程中获得一种满足。这种满足就整合了他和母亲的关系，产生了一个身体和关系共同整合的趋势。

这三个意象并不是分阶段产生的，本身是互动的，是混合在一起的。例如，一个人在想象中很强大、能和别人搏斗，但在现实生活中看到小偷就退缩。这说明，他对自己身体的一个功能性的意象并没有得到很好的发展，虽然他的幻想、他的欲望很强大，但是关于身体的评估、关于身体功能评估的这个意象却出卖了他，"说"出了真相。

拉康说，治疗一名普通来访者、治疗一名精神病患者，最重要的就在于重建他的身体表象。对成年来访者，治疗师可能会和他讨论关于他的身体、衣着，讨论他关于身体的感觉，目的就是重建他的身体表象。对于儿童，多尔多用的方式是绘画。她让儿童通过绘画的方式来重新反映出、投射出儿童关于身体意象功能方面的问题。

一个孩子在心理发育成长过程中要经历两个必不可少的环节：一个环节是，要和母亲分离，然后通过获得语言来实现这一切，这是多尔多的观点；另一个环节是，孩子要长大，需要一个父亲，父亲塑造了他的一个理想形象，他照着这个理想形象去认同，继而形成了自己的各种功能。

对一个孩子而言，最糟糕的不是父母对他严格要求，而是父母对他的忽视和漠视，并且禁止孩子说话，这就等于父母禁止孩子把力比多投注向自己。在这种情况下，由于孩子不知道该如何按照一种模式、按照一种要求让自己长成什么样、将性格培养成什么样，孩子关于身体意象的功能就会受到损失，有可能会处于一种无能的状态。因此，孩子无法获得一个自我理想。

下面用一个案例来说明这一切。

一个 10 岁儿童画了三幅画：第一幅画画的是两个坦克，一个没有炮筒，一个没有弹药，呈现出一种无法实施自己身体意象的表征；第二幅画画的是一名拳击手，但是没有手，同样是一种无法实施的象征；第三幅画画的是两名拳击手，其中一名拳击手是他的好伙伴，但小伙伴因做错事在家里被父亲打了。于是，多尔多问孩子："你是不是也不希望像你的小伙伴一样被父亲打呢？"但孩子的回答是否定的，他说他想要被父亲管着。这个孩子的现状是父亲拒绝他、忽视他，对他冷漠，并且禁止他发出声音吵到自己。孩子的力比多被封闭起来了，不能真正实施战斗，身体意象无法实施这个功能，因此他无法按照父亲的要求去长大，因为父亲并没有给他提出要求。

这就是为什么父亲对孩子的冷漠和不提要求才是更可怕的。这样，这个孩子就不会做梦，他的创造性被剥夺了，他也就无法去实施他的欲望。

这个案例很好地诠释了多尔多所说的躯体图式和身体意象的大概含义。

小明金句

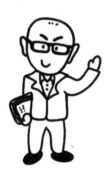

对一个孩子而言，最糟糕的不是父母对他严格要求，而是父母对他的忽视和漠视，并且禁止孩子说话，这就等于父母禁止孩子把力比多投注向自己。

核心概念84：分析师的位置

　　分析师的位置这个问题在拉康流派精神分析里讨论得比较多，而在其他传统流派里一般讨论的是分析师的身份。

　　比如，弗洛伊德流派的分析师的身份是匿名的，是一个俄狄浦斯期的父性的身份。更主要的是，弗洛伊德认为他应该成为一个投射的身份，所以就有了白板理论。到了客体关系流派，分析师的身份就变成了一个客体的身份。由于客体关系流派主要解决的是母婴关系的问题，所以分析师更多的时候是以一种母亲的身份出现的。克莱恩流派分析师的风格更像是一个严厉的理性的母亲。所以，克莱恩流派在分析的时候，会对来访者的每一个动作进行讨论，讨论他的象征，讨论他表达的含义，讨论他的每一个动作，并快速地进行意识化。这种意识化的工作主要是靠分析师讯问式的解释来操作的。

　　对于温尼科特的客体关系流派而言，分析师更多的是扮演一个补偿式的母亲的身份。所以，分析师像是在做一个优秀的母亲，并且用母亲这种身份让来访者退行。而科胡特自体心理学认为，分析师的身份主要是一个镜像的自体的身份。偶尔为了能够激活来访者夸大的自体，也会做一个旁观者去吹捧来访者，就像是做一个围观的吃瓜群众去激活来访者内在的、需要被夸大的、需要围观、需要关注的心态。但是，在真正治疗时，更多的是分析师就像来访者自己一样，说出来访者心里的东西。也正是通过这种镜像自体的镜像移情，让来访者在分析师的身上仿佛看到自己一般，促使他在咨询师的身上重新认同一个新的他自己的自体表象。

　　到了比昂这里，分析师的身份又变了。分析师就像是一个容器。这个容器所提供的功能是促使来访者那些僵化的、固着的观念重新在里面发生松动，把他大脑的僵尸系统重新组合。如何才能让来访者固化的、僵化的大脑产生新的东西呢？要促使来访者进入一种梦思的状态。梦思就是拉康所说的想象界的一个过程，通过这个过程来访者重新形成对事情新的看法、新的概念以及新的认知过程。

到了比昂这里，分析师的身份，似乎已经从一个人变成了一个环境。

拉康流派的分析师的位置比较复杂。有句话叫"要站在来访者欲望的位置上"，这就是拉康流派的分析师的身份，但是这个身份有点抽象（见图46）。

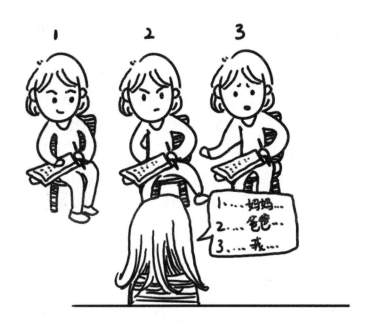

图46　分析师的不同身份

拉康讨论的是主体和欲望的位置。拉康流派的分析师是一个欲望，是一个虚幻的东西。它有时就是一个能指的存在，而且这个能指的存在还是无所不在的、隐藏在背后的，就像是一个大他。

动力学心理咨询指的是在这场咨询里有一种驱动力。对于这种驱动力，每个流派是不一样的：弗洛伊德流派的驱动力是俄狄浦斯的驱动力；客体关系流派的驱动力里是母婴关系的驱动力；自体心理学的驱动力是一个自体移情的驱动力；在拉康流派分析里，这个驱动力是来访者隐藏的大他的欲望。

拉康流派分析师的位置是要充当来访者精神世界里的大他的，这个大他是抽象的，不是想象的。下面我们来区分一下抽象和想象的区别。抽象是符号性的存在，就像我们说的国家就是一种抽象性的存在。我们经常会说为了国家，为了党和人民的利益，这里所说的就是一种抽象的概念。它似乎在我们的精神世界里占据了主宰一切的位置，这就是大他的意思了。

大他在我们的精神世界里是一个抽象的概念，是一个符号性的概念，但不是一种想象的概念。谁又在建立想象的概念呢？

拉康说，之前的流派，比如客体关系流派，来访者和咨询师面对面建立的是想象的关系，因为咨询师是来访者想象中的自己、父亲或母亲。这是一种想象的虚幻式的关系，而这正好是拉康流派最反对的。因为拉康认为这种想象的虚幻式的关系进一步增强了来访者的虚幻的主体资格，使来访者会虚幻地认为自己是一个主体的身份，无论是想象中的父亲、母亲，还是想象中的自己，都是一种想象的关系。

拉康认为，这种想象的关系并不能把来访者治愈，因为来访者不能真正区分什么叫作要求，什么叫作欲望。要求似乎是可以被满足的，但是欲望是永远都填不满的。因为你无论给他多少食物，他都还是会感觉饥饿。这就像是贪食症，是欲望性的存在，不是一种需要。他在精神上是一种欲望性的需要。

到这里，拉康就开始猛烈地批评一些之前的精神分析流派，认为那些流派把弗洛伊德的"经"念歪了。他认为弗洛伊德的"经"最早做分析时，最重要的是，他并不想扮演你的任何人，比如父亲、母亲或你自己，而是要当一个白板，是要以一个匿名者的身份做咨询，这个身份从本质上讲仍然是一个符号性的、象征性的身份。而弗洛伊德的后继者们却把弗洛伊德的精神分析演化成了想象关系，于是就有了所谓的对母亲的移情、对父亲的移情、对自己的移情。拉康认为，这种建立起的想象的关系是不能将来访者治愈的。

人类在进入文明世界后，每个人都要遵从一种超级存在的社会文明以及一种约定俗成的价值、规定、约束、法律规范等，所有这些东西都以一种符号性的存在，占据我们精神世界的主宰地位。只有这样，我们才能成为一个被批准进入社会的社会人。精神分析就是不断地让来访者去探索社会存在的那些共有的、约定俗成的东西和自己的关系，以及如何调整好这种关系中的社会适应性。

核心概念 85：符号性存在的缺失

　　这个概念稍微难一点，但是它特别重要，特别是对治疗严重的心理疾病，甚至精神疾患而言。这个概念就叫作符号性存在的缺失。

　　还有两个跟它相关的概念：一个是符号性存在，一个是缺失。

　　什么叫作符号性存在？理解符号性存在，就相当于获得了理解人的精神世界的一把钥匙，也是打开拉康精神分析流派入门的一把重要钥匙。一般而言，心理学分成两个大的分支：一个分支被划为自然系列，另一个分支被划为符号系列。符号学的研究也是这些年社会学、哲学研究的一个热点。但是这个概念又非常抽象，理解这个概念后就能理解拉康所说的"一切都是语言"的含义，也能更好地理解为什么多尔多会说"儿童是一种语言的主体、语言的存在"，与之相似的观点还有"人是一种符号性的存在"，即儿童在出生之前语言已经先于他出生而存在了。

　　我们一般在理解人的时候，会看到自己身体物质性的部分，所以多数人都把人理解为一种实在，一种物质上的存在。马克思把人看作社会关系的存在。这种观点已经告诉我们，社会关系甚至重于我们人类自身的身体。符号性存在的含义代表着：人在出生后，借助语言才能进入真正的人类社会实践中。如果没有语言的过程，就无法真正进入人类文明和社会存在中。所以，语言是先于人类而存在的。

　　正因为语言先于人存在，所以拉康说，一个人成长、长大的过程就是必须慢慢地适合、同意、认同并且把自己也放入先于他存在的、人类文明约定俗成的语法和语言的序列中去。如果一个人能在这个语言的序列中找到自己的位置，就会有一种稳定的精神状态，也就被称作一个社会人的存在了；相反，假如这个人不能在这个序列里找到自己的位置，或者产生符号性缺失这样的东西，此时精神状态就会不稳定，也就会产生精神疾患。

一旦能够和临床精神病联系到一起，符号性存在的缺失这个概念就便于理解了。简单地说，代表着人是如何从自然人成为社会人的。举一个例子——仓颉造字。据传，仓颉造字，感动上苍，字成之日，谷子像雨一样从天而降，吓得鬼怪在夜里啾啾地哭泣，即《淮南子》记载的"天雨粟，鬼夜啼"。仓颉造字为什么会出现如此奇特的现象呢？因为这意味着人类从一个自然属性进入一个文字创造的世界。从那天开始，人们就开始用语言、用文字描绘所处的生活的实在的世界。然而，在描绘的过程中，真实的世界离我们越来越远了，所以，我们活在一个语言的世界中。

　　再比如，语言有什么东西，我们就会有什么样的感觉。语言甚至约束限制了我们拥有什么样的感觉。如果你学会的、习得的母语中没有这种感觉，你就不会有这种感觉。比如，因为爱斯基摩人的语言中有20多种描绘不同的雪的词汇，所以他们的眼中就能看到20多种不同颜色的雪。而我们因为没有这些词汇，所以看到的雪就只有一种颜色。

　　同理，一旦我们认同了我们中国人是黄种人的分类，我们的眼睛里看到的自己的肤色在进入大脑之后就会被翻译成黄色，而实际上是什么颜色，我们已经不知道了。而我们中国古代诗歌中描述皮肤的形容词经常用的是雪肤，例如，唐朝诗人白居易的《长恨歌》中就有"中有一人字太真，雪肤花貌参差是"的诗句。可见，至少古人眼中我们的肤色是雪白色的。

　　如今，心理网红们每天大量炮制所谓的原生家庭原罪论的文章，这些文字同样会创造出各种小时候被父母伤害的感受。而在此之前，在我们没有看见过这类文字和说法之前，我们一般并不会去搜索寻找有关小时候父母伤害自己的那些蛛丝马迹，也不会觉得小时候的那些经历深深地伤害了自己。这就是有关"人是一种语言的存在"的含义。人是活在语言世界中的，而不是活在真实世界中。

　　也正是因为我们活在一个语言的世界中，所以我们在语言中必须要获得社会文明对我们有关语法的要求和规定的规则。如果一个人不能符合人类文明（也就是所谓的文字语言创造出来的世界），就会在他的语言中表现出不适应。所以，我们的身体也是被语言塑造出来的一种语言的身体，我们的感官也是被语言塑造出来的一种语言的感官。

　　当一个孩子刚开始对社会文明不太适应的时候，他的感官就会出现症状，症状也是一种符号性的存在（如图 47 所示）。

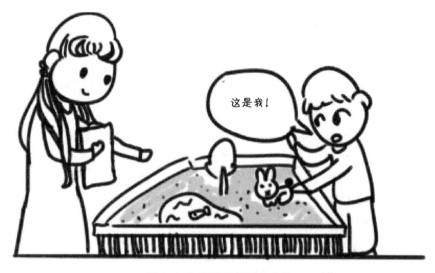

图 47　孩子的感官出现症状

语言约束了人所有的感知觉，约束了人对身体的感觉，约束了人的精神状况。所以，当人患上精神疾病的时候，首先就会在语言上表现出来，症状就是一种符号性的存在。症状存在的方式是可以从语言中听出来的，在语言结构上就会有问题。

从语言中听出问题，并非简单地听语言的表面含义。拉康让我们听能指，听隐喻，听潜台词。

社会结构本身也是符号性的，所以在语言中，你能听出一个人在社会结构中的位置。而在这些社会结构和语言中实际上是他者在支撑这一切。而那个大他在每个人的精神世界里最开始就是作为父亲的姓，也就是父亲之名。父亲之名，或者我们认同父亲，或者我们接受父亲的阉割，或者我们把父亲作为一个他者放在我们的语言结构里，就支撑了我们主体的建构。形象地说，就相当于在我们的人格里有一个大柱子，支撑起了我们潜意识的结构。这个大柱子就是父性，或者叫作大他。精神病患者最大的特点就是在他们的精神世界里父性的能指是脱落的。他的精神世界里只有两个维度，一个维度是实在的维度，另一个维度是想象的维度。来源于大他的语言体系没有介入来访者的精神世界，来访者的语言结构中缺少大他的语言。这种情况的形成有三种可能：

第一种是父亲太软弱，所以孩子无法建立父性；第二种是父亲喜怒无常，所以孩子和父亲的关系无法稳定地建立起来；第三种是母亲本身喜怒无常，并且母亲拒绝父亲的父性介入到孩子的精神世界的成长中。

对于人这种符号性存在而言，神经症患者和精神病患者就有了本质上的区别。神经症患者首先承认大他在他的语言结构里，在他的潜意识结构里，而精神病患者是不允许大他在他的潜意识结构里的。

在弗洛伊德看来，神经症和精神病又有什么样的差异呢？

弗洛伊德认为，神经症撤回来之后投注到一个虚幻的、虚假的对象（如自己创造的对象）上去了。而精神病投注失败撤回来后，投注向自身。投注向自身就会呈现一种妄自尊大、夸大狂的状态。

弗洛伊德认为，因为力比多投注向外界失败撤回自身，特别是当精神病患者投注向自己内在的时候，这种强大的力比多会产生对自我的攻击。其实弗洛伊德的概念和他的框架体系是非常容易理解的，也非常简单，但拉康认为的就不同了。例如，一个精神病患者可能会说"我听到了外星人对我说的话"，因为他的精神世界里拒绝父性，这个父性刚开始指的是父亲，后面指的是整个人类的一套规则。因为他的世界里拒绝这些规则，所以他的精神世界里就产生了一个空洞。这时，他就要赋予这个空洞一个新的东西，所以他可能会用外星人之类的不可能存在的东西、妄想的东西，来填补他精神上的空洞，他会说"外星人在操纵我的精神"。拉康认为，精神病患者是用妄想重新给他的精神世界建立一套秩序，而这套秩序本来是该由代表我们父性的那一系列社会文明的规则来建立的，结果他用外星人来替代了。

下面我们再来讲述一下符号性缺失这个概念。

在讲之前，先说一个客体关系里用得较多的概念——丧失。丧失和缺失的差异性到底在哪里呢？

要用一句话来分辨丧失和缺失特别简单，即：丧失主要指的是与母亲有关的，如丧失了乳房，丧失了母亲的怀抱，丧失了子宫（见图48）；而缺失主要指的是要给父亲留个位置。

为什么要给父亲留个位置呢？在符号性存在概念中提到，一个小孩在出生后必须进入到一个之前有人设置好的、有规则的、有超我的、有竞技的人类的世界中，所以他必须要在精神世界里给权力、父权、规则留下一个位置。按照时间序列来讲，其实我们就是先丧失了母亲这个客体，然后再在自己的精神世界里留下一个位置给父亲，这就叫符号性的缺失。

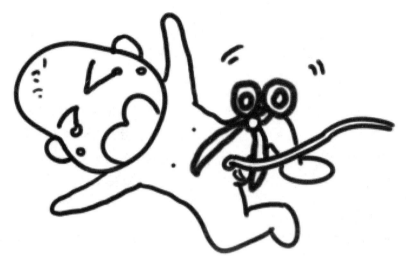

图 48　婴儿与母亲分离——脐带被剪断

我们不能自己去占据这个位置，如果这样，就是我们自己占据了精神世界里那个最重要的核心的符号位置，相当于自出生后进入人类文明世界，要把之前所有东西全部推翻，一个人妄自尊大。这种状态就是说"父母皆祸害"的那种人的状态。其实如果真的是没有一个父权、没有一个父性的能指在你的精神世界里，那就是精神病。

在传统的精神分析流派，在客体关系里都把我们从母亲那里失去的东西叫作丧失，人类通过丧失承认丧失。弗洛伊德说还要对丧失进行哀悼，这样我们就产生了一个客体的分离，于是我们就成熟起来。但是这些精神分析流派只讲了故事的前半部分，拉康告诉我们故事的后半部分，即我们在丧失了母亲的一切东西之后，就要去寻找另一些东西，在此过程中，我们的欲望就开始转向另一个地方——转向父亲，转向父权，转向社会法律规范，希望在社会文明的框架里满足我们去追求原始的、原初的那些本能的欲望。在满足的过程中，我们会不断地尝试寻找某个东西，这个东西和我们最初想要寻找的东西在意义上有一点点的差异性。这一点点的差异性就代表着语言之间存在歧义。因为有了歧义，我们就追求一个似乎相近的替代品，但这个替代品又不够用，我们又继续往下不停地不停地……能指就处在滑动的过程中了。

在能指滑动的过程中，前面有一个人——大他一直都在许诺我们，最终也许会得到那个我们想得到的东西，但是那个东西我们其实永远都得不到，因为我们在进入人类文明世界的过程中，要被迫放弃那些类似动物本能的东西。不过，我们以为往前走是可以得到的，于是人类的欲望就这样不停地向前推动。而我们也开始满意于自己在一个语言创造的世界中不断地用一些虚假的，或者叫作替代性的、虚拟的满足来替代我们那些原初本能的欲望了。

当弗洛伊德开始创造他的精神分析实操技术的时候，他常常会在来访者身后听来访者不停地述说、言说。这就形成了一个隐喻，表面上精神分析师似乎是藏起来了，但是又拥有巨大的权力。在这一过程中，弗洛伊德慢慢地发现来访者在隐藏的精神分析师面前不断地说出自己的欲望，这一切反映了来访者自身的他主性。

那么，他主性是什么？"他"是别人的意思，"主"是自己主体，"他主性"指的是每个人都说的是别人主宰我们的事情，每个人都在别人的主宰下说话，而拉康把它命名为大他。

大他在我们说话的过程中始终拥有至高无上的权力，而真正令人感到痛苦的是我们必须得借助大他确定在我们出生之前就存在的法律社会、文明规范、父权，而且必须通过大他，我们才能成为社会人，进而延伸发展成我们每时每刻都在假装做人，让我们始终处于其审视中。我们假装一切都是给他看的。不仅如此，我们在做精神分析的时候，很多来访者说的话，就是监视他的那个人说的话，那个大他对他的评价、评判。

在精神分析实操中，我们藏在来访者的身后，或者藏起来不说话，却无时无刻不存在着。这种存在缺失的状态是一种矛盾，正是这种矛盾的状态，在分析中是非常有意义的。我们以"在又不在"的方式藏起来，才有可能引诱来访者说出那个一直迫害他的大他。

核心概念 86：潜意识编码

拉康和弗洛伊德在对待潜意识的态度上是完全不同的。弗洛伊德认为，潜意识反映的是本我的欲望，而拉康认为潜意识反映的是大他的欲望，即符号界。

弗洛伊德早就认为我们潜意识最大的特点就是混乱，所以潜意识也被称作原始思维、儿童思维、非逻辑思维、巫术思维。而拉康认为，潜意识明显有逻辑结构，人的潜意识是用语言的结构来表征的。

弗洛伊德在《梦的解析》一书中，详细地描述了潜意识的一些基本构造特点。他认为，要解梦，就需要抓住潜意识或梦思维的特点。这种特点要经过浓缩、置换、象征化、润饰等技术来操作。在这点上，拉康反倒和弗洛伊德一致，拉康由弗洛伊德的潜意识编码的特点引申进入语言结构，他认为语言结构的编码也有置换、换喻、隐喻等特点。置换、换喻、隐喻和弗洛伊德早期所说的凝缩、置换的概念很接近。

比如，来访者把 A 换成 B，弗洛伊德称之为置换，拉康称之为换喻。弗洛伊德认为，人的潜意识是被伪装的、被改造过的内容，这就需要把经过伪装的潜意识内容进行重新解码、重新翻译。弗洛伊德认为这个过程是咨询师的工作。也就是说，传统的精神分析流派主要是对来访者在咨询中所表现出的内容进行潜意识编码的翻译，而翻译的过程就是精神分析的核心技术——解释。

把来访者潜意识的内容进行重新编码，翻译之后再告诉来访者，或者和来访者讨论这些内容，这就是精神分析的解释或者叫作潜意识意识化的工作了。有时来访者不承认，咨询师还要进行澄清、面质等。

在潜意识编码里，还有一个编码是象征。象征与之前谈到的置换、凝缩、时空联系都不同。

象征最大的特点是无法进行还原、置换，因为象征是已经经过心理加工之后的产物，例如，一个人在把对父亲的感受升华之后，通过艺术的心理加工，他画了一幅名为《老树》的画。虽然老树象征他的父亲，但我们不能直接将老树还原成他父亲的置换和代表。因为老树经过了艺术和心理的加工，已经不再纯粹是原始的父亲了。但是，凝缩、置换、时空联系是可以做到还原的。而拉康流派的隐喻、换喻也是可以做到的。它们都可以还原，让你看到原始物是什么。

弗洛伊德潜意识编码是精神分析最重要的敲门砖和钥匙，因为几种编码是最基本的心理防御机制。

波罗米结是拉康精神分析的一个独特的概念。

拉康提出了三界，即符号界、想象界、实在界。这三界相当于三个圆环，想象一下，把三个环套在一起，就构成了一个波罗米结（如图 49 所示），也被称作纽结。它来源于拓扑学里的一种状态。

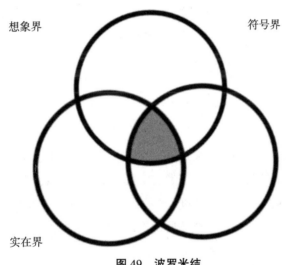

图 49　波罗米结

在这三个环构成的纽结里，如果其中一个环脱落，其他两个环也会脱落。与纽结有关的还有一个概念——圣状。圣状还包含有症状的含义，它指的是一种不会发作的精神病。圣状是一种把实在界、想象界和符号界三界均绑定在一起的状态。在这种情况下，人即使患上精神病也不会发作。

当三个环互相套在一起时，想象界、实在界、符号界三界之间有一个共有的区域，即三界的交汇处。

后来拉康又认为，这三个环并没有嵌在一起，本身是分开的，并且由第四个环将它们嵌套在一起。

那么，如何才能创造出三界彼此的交汇？这个汇合处又能分别满足三界的需要，即能升华到符号界，能在实在界，又在想象界。本质上讲，人就是在夹缝中求生存。

比如，假如天上的神仙在符号界，而地上的妖在实在界。天上的神仙在天上遵守着天规，也许百无聊赖，妖在地上虽然可以享受原始兽欲的快乐，但是它们没法得到来自天庭，也就是符号界的认可。所以，妖都在修炼，想修炼成仙，从而得到天界的认可。天界的生活实在太无聊，而妖在下面又想获得认可，它们之间也许可以举行某一种谈判，这个时候就有一个组织替它们服务了，比如蟠桃盛宴。天上的神仙在蟠桃盛宴上干什么呢？喝酒，娱乐，这似乎是一些人或妖的快乐。但是在蟠桃盛宴上，这一切并不会违反天规，于是符号界、想象界和实在界三界之间，达成了某一种默契，从这个角度来说，蟠桃盛宴会不会也是一个波罗米结呢？

在三界交汇之处，我们又能看到什么呢？

符号界、想象界、实在界三界分别对应的是语言、想象和原初的欲望，这三者要捆绑到一起。实际上，人生就是要解决这三件事。

三个不同的东西把人的精神分裂成了三块。人要在不同的三个分裂的精神里寻找精神统一性和一致性，这就相当于在三者交汇处找到纽结，找到波罗米结。这相当于你如何能够让自己本能的欲望在现实和文明的社会生活中被大家认可，继而获得满足，从而获得享受。这个过程一定是一个要通过想象，同时又要被大众接纳、认可的语言化过程。

一个人自慰被称作欲望；他想象着意淫，就到了想象界，把欲望和意淫组成一个声势浩大的运动，甚至成了某种纪念日，就相当于他的个人喜好进入了语言层面，进入了符号界，也就被登记入册了。

核心概念88：圣状

这节讲一个有趣的概念——圣状。

圣状区别于症状，也可以被视为一种非常独特的症状。这种症状的特点是有精神病的倾向，也叫潜伏的精神病性，即某些人有精神病性，但是却不生病。

我们在波罗米结概念里讨论过圣状，当然，波罗米结和圣状不是同一概念，仍然需要进行区分。因为最开始拉康认为波罗米结是实在界、想象界、象征界三个环纽结在一起，并且是套在一起的。随着进一步的研究，拉康推翻了他以前的观点，他认为这三个环本来就是分开的，只不过要利用第四个环将它们嵌套在一起。这第四个环就被称之为圣状。

也就是说，圣状可以用来绑定实在界、想象界、象征界。有的人也把它叫作非触发性的精神病性现象。

有些人的人格本身具有精神病的结构，却不表现出精神病的症状（比如幻听、幻视等）。

说到此，我们不得不提到詹姆斯·乔伊斯（James Joyce）。乔伊斯是爱尔兰籍作家，也是最著名的写实意识流小说家之一。意识流小说和精神分析里的自由联想有很大的关系，而且意识流小说本身的意识流现象和拉康流派的精神分析实操过程中的技术非常相像。比如，意识流状态可以让固着的意识、固着的能指松动，继续滑动，从而达到一种拆开、破除的状态，这也是断句的效果。

除此之外，意识流小说还具有另一个精神分析的作用，即我们通常说的建构主义。有人说，精神分析本质上是一种特殊的叙事主义、建构主义疗法，只不过在那时，大家没有以建构主义或叙事主义来为其命名。

精神分析和叙事疗法在本质和内核上是一致的，只不过精神分析出现在前。如果你真的会做精神分析实操就会发现，其操作方法和现在的叙事疗法在内核上是一模一样的，因为它本质上要做的是解构，再建构。这点和拉康说的关于创伤治疗的机制也是一样的。在拉康看来，创伤是错误的赋义或者创伤发生后未来得及进行完备解释的内容，而这些错误解释的内容需要重新解构，解构完再进行新的建构，这样做的最终目的是产生新的概念、新的意义，而新的概念又和比昂的精神分析内核是完全一致的。

如果你翻开乔伊斯写的那本著名的意识流小说《尤利西斯》，并能读懂它，大概就能明白精神分析在做什么了。乔伊斯不是按照正规的文法写作，而是按照自己定的规则来写作。从拉康的精神分析来看，他缺少一个父亲的能指，他的语言结构不是按照我们社会文明正常的规则来进行的，这显然是一种拒绝接受父性、拒绝接受社会文明对他的阉割或者拒绝接受社会文明约定俗成的法则的特征。有些精神病患者在发病时会出现一种语无伦次、编造话语的特点，这种特点还包括语词联想、语法结构倒错使用等，而乔伊斯就是使用这种手法来写作的。

《尤利西斯》这部小说影射了乔伊斯自己，是他的自传，他主要想表达的是和父亲的关系问题、认同问题，他很憎恨他的父亲，因为他父亲很自私，对他和他的母亲都不太好，而且还是一个自作自受、失败的男性，所以乔伊斯并不认同他的父亲。换句话说，他不接受父性，他并不像我们正常人一样通过接受父亲、接受父亲的能指，继而进入到社会文明的进程中。

乔伊斯通过写这部小说重新解构了对他父亲的仇恨，又重新建构出一些新的意义，最重要的一个意义是他重新给自己起了个名字，即这部作品主人公的名字"尤利西斯"，这也就意味着他不接受父亲给他取的名字。

通过《尤利西斯》这部作品，主人公的名字"尤利西斯"借由广泛的传播，被社会大众所认可和接受，这就相当于他不需要通过父亲之名来获得进入社会规则的渠道或者进入人类文明的入口。他通过这本成功的小说，在大众接受、认同尤利西斯这个人的同时，自己给自己命名，给自己获得了一个社会身份，这就意味着精神病症状获得了一个圣状（见图50）。

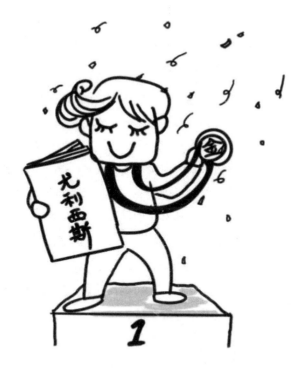

图 50 《尤利西斯》获得认同

其实,《丁丁历险记》也是这种风格。我在童年的时候最喜欢看这套小人书了,当时并不理解它的深刻含义,后来通过学懂拉康才明白了作者的思想。

《丁丁历险记》的作者也是一位缺失父亲之名的人,他终其一生都想搞清楚他的父亲究竟是谁。所以《丁丁历险记》里各个不同的人物,就是主人公人格各个部分的投射。很多作家都会用这样的方法把他们自身的症状、病情、精神病现象、幻觉投射到自己的小说里。《丁丁历险记》的最后一集就是在告诉我们,如何通过找到一个没有意义的姓氏符号,最终寻找到自己人生命名的意义。

乔伊斯和拉康年轻时就相识,拉康曾专门阅读过乔伊斯的很多著作,后来拉康发现了乔伊斯的特点,于是开始分析《尤利西斯》和乔伊斯的相关之处。

从乔伊斯的作品来看,特别是《尤利西斯》这部小说的写作手法,他进行了大量的字母游戏、语言游戏,这些游戏之间并没有真实、实在的意义,只是从一个词联想到下一个词,并且不停地玩这些游戏。从精神分析的角度来讲,这些游戏的本质就是为了消除意义，消除过去的意义，然后构建一种不存在意义的意义。新构建的意义获得了大众对他的认可，就刚好弥补了他的精神结构，弥补了波罗米结的缺陷。他创造了自己的名字，这是一种自我修补的方法。

为什么乔伊斯在《尤利西斯》这部小说中用大量的语言游戏来消除意义呢？因为他本身是找不到实际意义的，这和精神病患者是一致的。为什么精神病患者找不到自己的意义呢？因为他们没有接受来源于父亲的意义。什么叫"接受来源于父亲的意义"呢？说得通俗一点，就是我们从孩童时期到长大成人后，心里还藏着一些原始的、本能的欲望，其中一个最主要的欲望就是俄狄浦斯的性欲。母亲离开了我们，我们的欲望无法指向母亲，父亲出现之后，干涉了我们进一步和母亲享乐的过程，于是我们就把欲望转移，能指滑动到父亲那里，父亲给了我们一个承诺或许诺：如果你听我的话，如果你好好学习，如果你阉割掉身上的动物本能，那么有一天你也可以通过这个过程，在社会文明中找到你想要的那些本能的另一种满足方式。我们的精神接受了这种说法，于是把自己的本能欲望在社会生活中通过其他方式转移了出去。在转移的过程中，我们自己的人生和社会生活就有了一种赋予的意义，我们努力地奋斗、学习，拼命地赚钱，包括大家看这本书，学习这些新精神分析的核心概念，都是为了给自己创造一个意义。因为如果没有这样一种向前奋斗的意义，我们就活不下去！

这个意义最后到底是什么，就类似于崔健那首著名的歌曲所说的那样。人生归根结底就是不断去追求那个看不到的人生意义的过程，我们在这个过程中度过了自己的一生。所以，正常人是有自己的人生意义的，而精神病患者拒绝接受父法，拒绝接受父亲给他的这个能指的意义，所以，他们找不到自己的人生意义。

乔伊斯在写《尤利西斯》时用了大量的这种意识流的写法，他消除了他的意义，也就是说他找不到自己的意义。但是，最神奇之处在于这部小说成功了，乔伊斯获得了大众的认可，而且大众认可了他的另一个新的名字——"尤利西斯"。他找到了自己的意义，通过大众认可的方式找到了自己的意义。因此，一个人通过创作一部作品获得社会认可就等于间接产生了一个自己对自己命名的过程，同时还绕过了父亲对自己的阉割，这个过程就被称作"圣状"。

再举个例子。

乔伊斯的女儿在 23 岁时显现出一些精神疾病的症状，甚至在 27 岁时她还接受过荣格的治疗。但乔伊斯本人一直隐瞒他女儿的病情，他认为自己可以将女儿治愈。拉康对此做过分析，他认为乔伊斯非常清楚自己有精神疾病，所以，他也能理解他女儿的精神病。乔伊斯知道，他通过一本书获得了公众对他的命名和认可，让自己的症状暂时不发作，所以他觉得用这种意识流的方法同样可以医治他的女儿。

在这里，大家要注意"圣状"区别于精神病的重要一点是：精神病患者也会胡言乱语，也会胡乱书写很多东西，但这些东西无法获得大众的认可。假设一个精神病患者恰好又成了一名作家，不管写得怎么样，如果他的小说被很多人阅读，被很多人认可，这就意味着他的精神病得到了大众对他的一个命名，他的书被众人买下并传阅，这个过程就是一个绕过了父亲、自己把自己疗愈的例子。

我们可以发现，历史上有很多非常癫狂的军事家、政治家，还有一些写小说的作家，他们之所以看起来都像精神病，却没有明显的发作迹象，就是因为他们成了"教主"，拥有自己的一大堆粉丝，我们也可以认为他们患上了一种被大家认可的精神病。

核心概念 89：主体间

主体间概念有些抽象。要很好地理解主体间，首先要理解哲学是如何看待人和人之间的关系的。

中国古代哲学认为，天人合一，人是活在家庭、家族、自然万物的系统中的，并不产生主客体分离。西方哲学进入主客体关系阶段，这就是笛卡尔所谓的"我思故我在"。

然后，弗洛伊德提出了父亲、母亲和孩子三者互动的关系，代表着把母婴二者之间的关系拉入三者之间的关系。客体关系流派关注的是母婴关系，自体心理学关注的是一个人和自己的虚假自体的关系。这些都是二元关系，弗洛伊德想把二元关系发展为三元关系，这就代表着一个人由精神病的状态进入神经症的状态了。

而拉康的精神分析不谈论客体，而谈论一个人和自己的欲望的关系。

主体间是指精神分析师和来访者之间既不是我和你之间的客体关系，也不是我和你之间镜像自体的认同关系，而是双方共同创造出第三个东西的关系。

这里的"第三个东西"和弗洛伊德所谓的"俄狄浦斯的三角关系"是有区别的。弗洛伊德指的是父亲、母亲和孩子三个人之间的关系，所以叫作三角关系。主体间指的是咨询师和来访者之间互动的东西，这种精神分析同样讲的是一种虚空的东西，相当于拉康讲的人和欲望的关系，不过这里是两个人之间所创造出的虚空。

因此，理解主体间概念首先需要大家拥有一个哲学上的领悟。大家也可以通过画图来理解。我们可以画两个人，一个是精神分析师，一个是来访者，再在他们中间分别画一个小小的圆，这两个圆交叉的部分就叫作主体间（见图 51）。

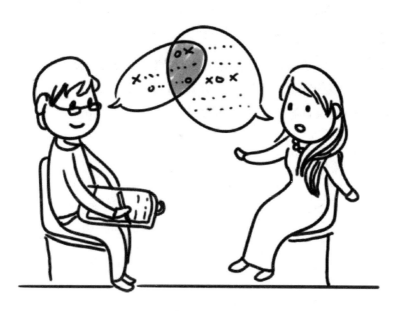

图 51　主体间示意图

　　另外需要提醒大家的是，学精神分析千万不能用术语去学。我见过很多学习精神分析的人在解释一个精神分析的概念时会使用术语。用术语解释术语，谁都学不懂，也代表着没有学通。只有当我们用白话、用自己的语言解释另一个学科的知识时，才代表我们真正理解了。而且，我们用自己的语言说出真相，也代表着解释的人使用了主体性资格，精神分析本身就是要来访者使用自己的主体性资格去解释这一切。

　　如果一个人不能以这样的方式说话，不能以这样的方式去解说精神分析，那他只不过是继承了传统的精神分析的概念罢了，他并不是真正地使用了主体性资格。

　　如果用术语来讲主体性，有可能就会做出这样的解释：主体间就是咨询师和来访者之间共同形成的空间。这就一下子转移到物理学学科中了，这样理解精神分析的主体间是十分可怕的。

　　另一方面，主体间也代表着咨询师和来访者都各自突破了自己的外壳，共同在中间的区域建立起一个新的东西。我们可以把这个新的东西看作一种思想，甚至可以看作一个有形的人物，就像咨询师和来访者共同孕育了一个新人一样。在他们共同孕育之后，咨询师会再让来访者去认同。这种精神分析看起来就比让来访者认同咨询师要好很多。因为他们共同孕育出的东西拥有双方的"基因"。这就是为什么我们会说孩子是父母两个人的黏合剂，两者是同样的道理。

做主体间的精神分析会让来访者更容易对咨询师所说的内容产生认同，因为这个内容不是属于其中某个人的，是两个人共同创造出来的。从本质上讲，主体间精神分析实际上是后现代主义哲学里建构主义的观点。

核心概念 90：语言主体间性

上文我们讲述了主体间的概念，现在我们来谈另一个比较深奥的概念——语言主体间性。那么语言主体间和主体间的区别又是什么呢？

之前讲述主体间概念的时候，我们重点谈论的是精神分析师和来访者两个人通过两者的关系创造出共有的部分。主体间的精神分析是在客体关系流派里咨询师和来访者有一部分要跨出自己的边界，共同去孕育一个新的、具有人格特征的思想，是一个人格化的过程。

关系性的主体间要求来访者和咨询师共同创造出一种新的人格化特征，再被来访者认同。从这个角度来看，关系性的主体间的精神分析要显得更加开放。有的来访者不见得对咨询师会产生完全的认同，这种关系性的主体间性有助于来访者更好地去完成认同。

拉康的精神分析很像是一种语言模式的建构主义。而拉康流派的精神分析主要是针对语言的能指来进行分析的，他认为野蛮的精神分析最大的特点是听所指，却听不出能指、听不出隐喻。一位咨询师倾听来访者说话，他能听出表面含义，却听不到话语背后的意义，听不到潜台词，听不到隐喻，所有这些就叫作对所指的精神分析。就像有些人做释梦时，你说梦到什么内容，然后他对这些内容进行他自己的臆测，这是一种对所指的分析。

拉康告诉我们，人是没有主体性的，因为我们说出的话中隐含着权力更大的人，这个人就是一个强大的、无所不在的、权力至高无上的大他。所以拉康才会说，我们没有主体性，反而有一种他性。他性的意思就是大他在控制我们，而不是我们的自我在控制我们。

一个人小时候在两种情况下可以形成他性，即大他来主宰我们的精神。一种情况是在与父母互动的过程中形成的，这就使得父亲、母亲以及规则在语言层面上占据一个更重要的位置。第二种情况是我们的文化背景所形成的文化规则，形成了一套他性来主宰我们的位置。

我们做精神分析，其实就是倾听来访者的能指链条、倾听来访者说话的表面含义及其背后的隐喻等。我们倾听一些能指，同时在适当的时候把一些固着的能指断掉。断掉之后再去引发来访者产生新的能指链条，继而指向下一个地方，从而让他的欲望能够不断滑下去。

来访者在分析中不断地说出他的欲望，他自己并没有意识到，他说的欲望其实是能指在说自己的感受。就像乔峰当时说"我要做一个大英雄"，慕容复说"我要光复燕国"，他们俩都没有意识到这不是他们自己的欲望，而是他们背后的父亲、父性的欲望。精神分析的过程就是分析师在听的过程中，不断地去尝试、去倾听来访者的话语，倾听他的能指链的状态，以及他的能指链之间是什么样的语法规则，等等。

弗洛伊德的潜意识意识化更多的是采用咨询师对来访者前意识中的某些内容进行解释，从而引起了潜意识的意识化，这种工作方法主要是解释。所以传统精神分析主要用的是解释的技术，而在拉康的精神分析里，在主体间性、他性的语言分析里，主要的方法是断开、拆除、阻断。只要一阻断，它就会从潜意识进入意识，这就是拉康流派的意识化的方法。所以主体间性也叫他性。在语言层面上有一句名言：语言总是超越其含义本身。

语言的背后总有一些其他的含义和隐喻，这需要我们去倾听。如果语言的背后没有隐喻，那就完全成了命令。为了让大家更好地理解语言背后有隐喻和没有隐喻有何区别，我来举个例子。管理学认为，最好的管理就是执行力很强，即一个人给你一个指令，你无条件地接收，之后服从执行。在这个过程中，既没有所谓的能指的隐喻藏在背后，也没有能指的滑动，有的只是一个信息传递到另一个地方的过程中所进行的无条件的、无变异的、无歧义的传播，就像一只蜜蜂向另一只蜜蜂传递密码一样。当一个士兵接受来自上级的命令时，此过程中没有主体间性，有的只是执行力。

我在前面说过，我们每一个人的言说中都含有在和父母互动过程中所形成的主体间性的象征的、语言的和语法的秩序，这是第一个层面；第二个层面是它所在的文化背景所形成的象征的秩序。当一个人著书立说的时候，他自己并不是他语言的主人，在他语言的序列中有其他的更有权力的人主宰着。

虽然我们和他者（即主体和大他）之间建立起了主仆关系（这种关系就叫作他性，也叫作主体间性），但是我们并不是直接接受大他给我们的某些信息，我们得到的其实是一个关于他对我们的审视，他在看着我们的想象，我们用这种想象再返回到自身，然后再来决定思考什么、做什么和说什么。

为了让大家更好地理解这个概念，我想用更平实的语言来说说。我之所以迷恋或者喜欢或者把某件事当作自己的终生职业、爱好和追求，是因为在我想象的世界里，我想象着某一个大他要求，他正用那种要求的眼光看着我。

正是要借助这层想象的关系，我才能在一个相对来说不会有太多创伤的环境下，去做一些别人让我做的事。如果我们直接接触到大他对我们的某一种命令，对我个人、作为主体的我而言，这就具有非常强大的操纵和创伤的性质，会直接造成我对于我自己的主我身份的质疑。

核心概念 91：治愈的标志

对于精神分析治疗，治愈的标志是怎样的呢？

这里有几个概念是和治愈有关的，比如修通、领悟、治愈的标志，等等。不过，各个流派对这一点的认识是有巨大差异的。最主要的差异是，传统的美国式精神分析强调自我，认为治愈的标志是来访者认同了咨询师，继而产生一种内化的结果，此时咨询师扮演的是某个客体或者自体表象的角色。

比昂认为，治愈的标志是来访者过去僵化的观念被解构，并在产生新的概念的过程中建构了新的观念。

沙盘游戏治疗中治愈的标志显得更加直观，例如，沙盘中的分裂、斗争、对抗被和解所取代；混沌的沙盘景象被有序所取代；创伤的沙具原形意象被新的、有活力的原形意象沙具所取代；甚至出现曼陀罗这种中性化倾向也被认为是治愈的一个标志。

拉康认为治愈的标志主要来源于两方面：一方面是神经症式的固着的能指产生了新的松动，欲望滑动到下一个能指，这种治疗被称作不固着，是通过咨询师不断地破除、拆分、断句来访者那些僵化、固着的东西，把那些固着的语言结构打破来实现的；另一方面是来访者接受了语言中的秩序，接受了父法，这样来访者那些过于没有目标、没有固定的滑动的能指就有了一个可以被锚定的人生意义，这也是治愈的一个标志。

在使用拉康流派的具体技术时，有时我们会把来访者的混沌变得有序和结构化，以作为治愈的可能和标志，来访者说的话是一个由混沌到慢慢产生有序和结构化的过程。

和传统的精神分析不同，包括弗洛伊德、客体关系、自体心理学的各流派都把治愈的标志放在了让来访者的潜意识意识化上，他们最重要的技术就是做解释。比昂完全改进了这种方法，拉康也反对这种方法。我每次在"扪心问诊：手把手教你做心理咨询"的案例督导教学时都会告诉大家要用比昂流派潜意识意识化的方法，而不要用之前客体关系、自体心理学，包括弗洛伊德分析式、解释式的咨询方法。

除此之外，我们还可以使用拉康流派的技术来促进来访者的治愈，而且拉康流派还要使用语言的建构的技术。

为了便于大家理解拉康的技术，我们再来回顾一下拉康关于创伤的理解。

拉康认为，创伤就是实在界的一些未被赋义和被错误赋义的部分，因此我们要让来访者把错误的赋义重构，把不完备的解释再进行一次。这里的解释是来访者做的，真正懂行的精神分析师是不会自己为来访者做解释的。

除了断句、破除、建构以外，拉康流派还有一个技术是结构化。结构化的过程就是来访者对那些混沌的内容进行重新语言化的过程，只不过在这个过程中语言是要有结构的。

拉康流派把治愈的载体放在语言上，并不是放在传统精神分析中所谓的移情上。其实，弗洛伊德在刚开始摸索精神分析治疗方法时就发现，当癔症的来访者把其情绪用语言表达出来的时候，他们的癔症症状就消失了。弗洛伊德将此理解为潜意识的东西被意识化了，于是驱力就下降了。不过，拉康认为仅仅做到潜意识意识化是不能完全消除症状的，最重要的是来访者不仅用语言表达出来了，还要进行结构化的过程，其实这就是一个解构再建构的过程，一个重新再赋义的过程。

由于对症状的理解不一样，弗洛伊德的精神分析的方法就是对阻抗进行分析，对移情进行分析，对移情进行解释，对阻抗进行解释，然后把潜意识意识化，最后修通领悟，这就是传统精神分析通常使用的操作方法。

后来的客体关系流派、自体心理学基本上也是沿用这种分析和治疗方法，但是，如果我们真正做过分析案例咨询，就会发现，来访者即使领悟了也不见得有能力去改变。在临床上，来访者通常会说："我都知道了，但是我还是控制不住。"荣格把这种情况叫作心理上的惰性，弗洛伊德后来也承认有这种东西存在，还赋予它一个新的概念——力比多的迟钝性。

精神分析后来也存在一些争议：我们给来访者一个分析、一个解释、阻抗的修通、移情的解释、潜意识意识化，这些足以将来访者治愈吗？来访者如何通过自己完成这种消化和解释呢？于是，克莱恩之后的拉康和比昂就开始有所转变了，他们认为应该让来访者用自己的言语来理解。

不管怎样，大家都要牢记一点，无论是传统精神分析流派还是比昂、拉康，他们都认为，仅仅做解释是不足以治愈来访者的。从比昂创造"容器"的概念到拉康彻底抛弃关于解释和分析的说法，精神分析的治愈标志有了新的突破。

归根结底，拉康认为治愈的标志的关键在于能指，既包括松动能指，也包括找到下一个滑动的地方。

核心概念92：自体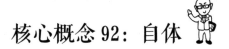

我们一般认为自体是自我的一个核心，也就是说自体在内核。用人格图来描述就是，自体在中间，其外围包含客体，例如父亲或者母亲，再外围是我们的其他若干重要他人。这些重要他人在美国心理学家哈里·斯塔克·沙利文（Harry stack sullivan）看来还可以包括类似老师、警察这样的人，他们都可以被放在人格图的外围。这样就构成了一个层层嵌套起来的人格图。

这个人格图很像曼陀罗的样子。在我们人类的自我结构里，最核心的是自体。这个自体可以被认为是一个人关于"我是谁"的最内核的部分。既然是一个内核，那么一定是一个人在刚出生时就形成了。按照精神分析的观点，最初的阶段是母亲和孩子所形成的母子一体性的阶段，它构成了最核心的原始内核。母亲和婴儿分离之后产生了以母亲为客体、婴儿为自体的第二层自体的含义。

第一层含义是母子一体，第二层含义是母婴关系中的自体，第三层是俄狄浦斯期父亲、母亲和儿童构成了自体的第三个成分。这是自体发展的三个成分。

另外，自体作为自己本身还包含一些自己自体的状态，也就是科胡特在自体心理学里谈到的婴儿自体必须具备的三种需要：镜映的需要、理想化的需要和孪生的需要。

- 镜映的需要。这是一种反应性的需要。它的含义是，需要别人，特别是父母告诉自己，他们到底如何看待自己，即要给自己一个情感上的反应。
- 理想化的需要。意思是，他要将双亲（即父母）理想化，否则他的一生都要不断地去寻求理想化的别人。
- 孪生的需要。意思是，要找一个和自己很像的人。

这三种都是自恋的典型状态。在孩子成长的过程中，如果这三种需要都被满足了，那他在后天的成长过程中就不再需要过度地补偿了。这是自体的状态。

下面，我们重点讨论一下中国古代有没有类似的说法？有没有关于婴儿成长期所必须需要的东西？在道家传统思想中，有一个关于"元婴"的说法。关于"元婴"，请参阅本书核心概念 94 中的详细阐释。

我发现很多心理咨询师都有一种非此即彼的偏差。其实，过度地讲人与人之间的边界会带来分裂的问题，而过度地讲人与人之间的粘连、纠结不清也会产生依赖的问题。

我国文化所倡导的人与人之间的关系是一种中间状态。事实上，大多数中国的家庭、中国人之间的关系也是处于中间状态的。这种状态是：我们既不会和别人分得过度清晰，也不会和别人发生过度粘连，因为过度粘连实际上是边缘型人格障碍的特点，而我们不能说多数中国人都是人格障碍患者。多数中国人会恰到好处地把握与他人之间关系的尺度，这个尺度既是中国哲学里所讲的中庸之道，也是中国文化的一种智慧。也就是说，虽然我们强调人与人之间要有关系、有联系，这样有助于人与人之间的和谐，但我们也不会过度地控制别人或者过度地被别人控制，或者过度地迎合别人，这些都是人格障碍的特点。

我们强调的是人与人之间、人与自然之间、人与万物之间都产生天人合一的关系，但也不要和任何事物都分得过于清晰。一旦不停地分下去，最终结果就是冲突和分裂。分得过于清晰会给这个时代的人们带来一种无法避免的精神状态，这也可以被视为我们这个时代最容易出现的一种神经症——"没有归属感"和"孤独的体验"。

从个人家庭关系来说，如果我们和父母分得太过于清晰，我们就会失去归属感；从文化上讲，如果我们过于和自己的文化、集体，甚至国家产生分离，我们也会失去归属感。这会造成当代人精神上的不稳定。每个人都需要存在感，而存在感其中的一部分不是孤独的存在，而是在群体中的存在。因为从动物学角度讲，人的本质就是群体动物，我们从来都没能做到过度的清晰、过度的个体化。一个独立意义上的人在自然界是不存在的，不存在的原因就是他无法存活。

核心概念 93：中国人的文化人格与自体

　　众所周知，婴儿在身体长大的同时，他的精神也要成长，而精神上的长大也就是我们平时所说的自我成长，其实就是一个人如何去发展他的自体部分。

　　关于自体的发展，东西方文明走了完全不同的道路。西方走的道路是首先把一个人的自体和客体进行分离，此时，就有了他和母亲之间的分开。这种分开的哲学在西方不停地发展，他们把每件事情都完整地分开，不断地分离。

　　自我会分成自体、客体，自体又分成多个部分，客体也分成很多个部分。总之，就是不停地细化、不停地分离、不停地分开。最终，西方把心理成长定义为一个人能够不断地分离，能够不断地处理分离，能够独立，并将此作为一个人最终成长的标志。

　　而中国哲学走了一条截然不同的道路。我们从一开始就是和母亲合二为一的，和世界也是合二为一的，我们有天人合一的理念。中国自体的成长，中国人精神世界的成长，是不断发展与不同的人进行联系的过程。我们注重的是和世间万物更多地建立联系和联结，和天地、山川河流都产生一种感应的关系，甚至是天人合一。我们在各种各样的联系中，最终完成了一个人的自我成长。

　　这是两种截然不同的道路，中国式的成长方式更加和谐，它并不讲究太多太细的分离。而西方哲学把每件事情都分得非常清楚，这在逻辑上是非常好的。但是，极端地把每件事情都分得很细，会造成一个人的孤独感，会使人没有归属感，失去存在的体验。最重要的是，它可能会影响到文化、外交、战争、军事、政治等方面。如果把每件事的边界都分得过度清楚，不断地强调分离，强调独立的体验，最终会带来人与人、种族与种族、群体与群体、国家与国家之间过度的冲突。这是一些历史学家所指出的西方文明从"根"上所带来的一个弊病。

　　两种不同的哲学会发展出两种不同的结果，那么哪一种更好呢？这关系到对世界本源的认识。中国老祖宗和西方老祖宗一开始都提出了对世界本源的假设。西方人假设世界是分开的，每件事都有一个分化的过程，不断地越分越细，构成了整个世界。所以，他们研究问题的方式就是不断地把每件事从最细节的地方分化出来，例如分出了更多的元素等。

中国老祖宗假设世界是一个整体，甚至宇宙都是一个整体，人是自然的一部分，人与人、人与自然、人与社会都不是分离的。

这种哲学体验就像好莱坞大片《阿凡达》所描绘的样子。在这部电影中，外星人不仅认为人和人之间彼此是合二为一的，甚至认为他们和动物、星球都是合二为一的。因此，当他们遇到来自地球的拆迁队时，就会产生强烈的痛苦。因为地球人想把每件事都分开，当然这是以美式文化为主导的文化特点。当阿凡达人的家园被来自地球的人毁坏之后，他们处理创伤的方式就是用他们的辫子。他们的辫子彼此可以连接在一起，像神经网络一样。他们的神经网络还能和星球上的一棵大树连在一起，和他们的整个星球连在一起。这个隐喻就是阿凡达人和所有的一切都是连在一起的。

《阿凡达》所描述的并不是地球人和阿凡达人之间的冲突，而是中西方的冲突。该电影描述的就是以西方文化为代表的不停分化的哲学文化与强调所有事情都具有联系特征的中国哲学之间的冲突。

虽然中西方在用不同的范式发展自己的文化和学科，但东西方走的道路是完全不同的，中国老祖宗和西方老祖宗认识世界、对世界提出的假设是不同的。

对于中国人来说，人和人、人和文化、和自己的家族、和自己的集体都不可能分得那么清楚。我们没有边界不见得就是处于粘连的病态中，能够很好地处理度和量之间的关系才是关键。因为绝对意义上的人与人之间的粘连、人与人之间的控制，实际上都是病态的。对于多数中国人来说，人和人之间的关系，人和集体以及和家族、祖宗的关系，都是一种联结的关系。这种联结的关系其实是中国传统文化中的心理学所发展的一个人的人格、一个人的自体最终达到的状态。也就是说，能够非常好地处理好自己与各个背景之间的联系，才是成熟的人应该具有的状态。

核心概念94：元婴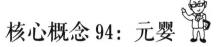

上一个概念提到在中国传统文化里，中国老祖宗一开始对世界本源的假设是世界是联系的，是天人合一的。进而发展出中国哲学的整个框架，文化的框架。例如，中医秉持整体论、系统论，秉持事物之间互相联系的理念，认为治肝需要从肺上入手。而西医则完全不同，西医是用分化的方式研究某一个具体的神经、具体的细胞，研究到如此分化的地步。因此，中西医走的是两条完全不同的路线，决不可以以西方哲学分化的理念来评价中国文化"合"的理念。

中国文化中天人合一的理念为一个人的自我成长、自体的成长提供了一个具体的修炼方法——元婴论。中国古代传统修炼认为，我们应该去修炼自己的自体，修炼自己的元婴，而修炼的最终状态是达到天人合一。

什么叫作元婴呢？想要很好地理解中国古代文化所说的元婴，首先就要理解"元"；要想理解"元"，就要理解什么是"一"。必须强调的是，"一"这个概念在中西方文化中是完全不同的。中国文化中的"一"指的是初始的（就是元），一切从这里发展；西方所提出的"一"的概念是为了与"二"相对应、相区别。所以西方哲学很难理解中国人所提出的"一"和"元"。还有气、空、无，在中国的哲学中其实都是一件事，它意味着整个世界的本源其实是一个整体，因此，中国的哲学是整体论、系统论。可见，西医和中医一开始在治疗上的哲学假设就不同。同样，对于一个人的成长而言，西方人的人格成长和自体的成长是以不断地分离、分化作为其成熟的标志的，而在中国文化中，一个人的自我成长、自体的成长，是以其能够不停地建立起更多的联系，并处理好这种联系作为标志的。比如，与自己的父亲、母亲的联系，与自己的家族、集体、文化的联系，与天、地、世间万物之间的联系，这些联系的建立，是中国文化中一个人自体的成长过程。我们可以看到，这两种成长是完全相反的。实际上，在中国社会文化背景下，如果一个人把自己完全活成与集体、文化、家族、父母或其他的人际关系不断分离的状态，就会带来社会适应不良的后果。

一个人是否心理健康，不应该以他与多少人分离为标志，真正重要的标志是社会适应性。如果一个人不能适应他所处的文化土壤，那么我们就可以认为他是病态的。因此，在中国文化背景下，过度地强调每件事都要分得很开的思维，就是想用西方的思维过中国的生活，这本身就是一种病态的、一种社会适应性不良的体现。

在中国文化背景下，其实很多人就是因为无法正常地处理好自己与群体的关系，所以才产生了各种各样的心理疾病。同样，相对于西方哲学一开始就把世界分成唯物的和唯心的方式，中国人并不认为物质和精神需要被这样分开，而认为物质和精神是合二为一的。而某些人认为这是中国人的不分化，他们其实是没有很好地理解中国人的智慧。中国人认为物质和精神不需要分开的意义就在于，物可以化为气，气可以化为物。当一些气聚集在一起的时候，就会炼气化为形，当气有了形式、有了一个外在的标志时，它就有了一个物质的特征。同样一个物质的特征也可以转化为一个虚无的精神上的标志。因此，在中国文化中，物质和精神是互相转换的，它们并没有分开，这也是中国哲学中最深奥、奇妙的部分，那就是空的观念。空和色也不是分开的，色可以化为空，空也可以产生色，这就是转换的过程。

因此，当西方哲学还在争论物质第一还是精神第一时，中国古代哲学却认为，物质和精神在不同的条件下彼此发生着转换，这就是中国人的智慧。在中国，无论是儒、释、道中的哪一家，或三教合一，其修炼方法都遵从了中国古代传统文化的一个最重要的思想——把有形的物转化为无形的气，所以有了"炼精化气"的说法。将这些气练习成功之后，在身体里面聚气，就可以化为形，又会转化为物质。假如炼精化气，化为的气再聚集为一种形，此时人们就会有一个元婴，这个元婴就像是人们经转化而返回到一种婴儿般的状态。这种婴儿般的状态甚至是有形的，但是这个形是从空、无、气转化而来的。所以中国哲学认为，最开始是空、无，由无转化为物质。当然，这个路径也可以反过来，即由物质再回到一种无的状态，回到一种气的状态。至此，其实中国文化中生与死的问题也就同样解决了。灵魂聚集在一起，就会成为形。人活着的时候，其身体组成了物质，同样可以化物质为气。在化成气的过程中，生命就由物质转化为一种灵魂的存在。在物质和精神之间发生着各种各样的转换。

在中国传统文化中，一个人成长、自体的成熟指的就是一个人可以娴熟地转换物质和精神的关系、有和无的关系，甚至包括在天人合一的思想下，一个人和整个集体也化为"一"的关系。可以说，中国哲学的发展是在把一切往回收，收到一起，收成一个整体，收成天人合一，而西方哲学的发展是从整体往下分，分得越来越细，分成若干个细枝末节，这是完全不同的两种发展路径。

从科学角度来讲，比如人的神经或意识的产生，其实就是若干个神经细胞突然连网，构成了一个整体意识的过程。这个过程极像若干个分开的东西，最终合而为一，产生了自我意识，这就很符合中国哲学的理念。

在道教中，一个人修炼自己，要修通自己的任督二脉，通小周天、大周天，这些修通的过程也可以理解为不断地打通与他人、家人、家族、文化、集体、国家、天地、世间万物的关系的过程，它是一个联合的过程，是一个联结的过程，是一个联结之后通透的过程，是一个最终把世间万物理解为一个整体的过程。这个整体的过程最终又可以修炼成一种完整的婴儿般的状态。因此，在中国哲学、心理学中，传统的一个人修炼、成长的过程不是去分离和分化，而是去联结、结合，让所有的事情最终在心中全部通透，最终合成一个整体的系统性观念，并用这个观念来处理自己和世界的关系，这是中国人视角上的自体和自我成熟的标志。如果一个人还处于不断地想要将任何事情都分开的状态，那么实际上反映的是他在哲学上和自我成长上还不成熟，也是对中国文化的肤浅认知和不能深刻理解的体现。

必须强调，就新精神分析的实操技术而言，在当前我国的文化背景下，我们治疗来访者，并不一定非要参照西方的标准。重要的还是让一个人如何在中国文化背景下具有最好的社会适应性，而不是不断地把一个人推向其与世间万物关系的分离和分裂，那样会使他最终产生不良的社会适应性，产生与自己的文化、土地、集体的分裂、分离，产生存在感的危机和绝对孤独的体验，这些都不是心理健康的标志。

同理，一名成熟的精神分析师或者心理咨询师在治疗中国来访者时，也要用成熟的观点去做心理咨询，不可用肤浅的方法或完全套用西方文化背景下所产生的这种心理学上的观念简单粗暴地做咨询。其实，西方文化在这方面也有很多反思，我们可以看到最新的一些西方心理学都在试图向中国靠拢，包括荣格谈到和强调的"感应""联结"等观念。

特别指出的是，大家看到的好莱坞大片《阿凡达》中所反映的主题，是西方文化、文明和东方文明的冲突，西方人正在做反思。简单地把自己的文明套用到别人的文明之上，这是一种不成熟的标志。作为中国文化背景下的心理咨询师和精神分析师，更要注意这一点。千万不要做一个对中国文化一知半解，甚至完全没有深刻领悟的心理学工作者。

核心概念 95：蒙太奇

蒙太奇本身并不是精神分析中的专有术语，但是这个概念和技术在精神分析中是最经典的，甚至是最核心的，我们也可以认为它是一种最隐秘的实操技术。

那么，艺术中的蒙太奇、电影中的蒙太奇如何与精神分析中的实操产生联系呢？

蒙太奇最早是法语中的一种说法，原本是用来描述建筑学的，本义是装配、构成。它意味着时间和空间的错开以及再次组合，或者分解和解构。

咨询师在听来访者讲述他生活中的故事和来访者进行自由联想时会发现，自己经常听不懂来访者所说的话。听不懂的原因是，来访者的潜意识对故事的时间顺序进行了各种拆分和倒装。

前面讲过的时空联系技术可算得上是蒙太奇的另一种说法。不过，蒙太奇的意义比时空联系更加丰富。它相当于精神分析技术中听懂来访者潜意识语言的最重要的翻译工具。

其实，蒙太奇的思维方式就是潜意识的思维方式，它最大的特点就是把原本习惯的时间、空间重新错开，把不相干的事情重新组合，通过切换、组合、分解、组接，最终构成一个新的故事，而这个故事与原来的时空完全不同。这种讲故事的方法在电影艺术中是通过剪辑和导演来完成的。在精神分析里，你可以认为来访者把他生活的剧本通过一种蒙太奇的方式重新切割、组合、肢解，再拼接在一起，而作为精神分析师，我们需要听懂这个拼接之后的故事，然后将其还原，让来访者也能明白自己潜意识想表达什么。这一过程也叫作精神分析的潜意识意识化。

精神分析并不是在来访者说了一件事后，我们告诉来访者："你的情况叫俄狄浦斯""你这种情况叫母婴关系，你这是一个巨婴，你这就是一种自恋……"真正的专业人士不是这样做精神分析的。

来访者要对自己的生活进行定义、解释、概念化，这并不由咨询师来完成。如果咨询师代替来访者做了这部分工作，就变成了野蛮式的精神分析。所以，在精神分析中，咨询师的工作就是用自己的耳朵、眼睛重新把来访者的故事用蒙太奇的方法再还原，而不是对来访者的生活进行定义、概念和解释。定义、概念和解释是来访者的权利，是来访者的任务，是来访者要做的工作。只有这样做，才是真正意义上的靠谱的精神分析。

如前所述，蒙太奇主要的方法就是分解再组合。一般而言，蒙太奇有以下三种方法。

- 平行蒙太奇。来访者在咨询时同时讲述了五个不同的故事，这些故事之间是平行的关系，它们并没有任何彼此交叉的联系，这就叫作平行蒙太奇。该如何使用平行蒙太奇呢？如果来访者在一次咨询中讲述了五个不同的故事，那我们就要把这五个故事重新组合产生新的联系。还有些时候，这几个故事组合到一起变成了一个主题。这种技术就叫作精神分析的平行蒙太奇。
- 颠倒蒙太奇。来访者运用倒叙的方式先说出一个结果，比如他说"不想活了"或者"郁闷极了"，过了一会儿，甚至中间还会插入其他不相关的故事，然后再说出上面有关结果的原因。有时，他会先告诉你一个梦，然后转移话题，在讲述两三个故事后再告诉你和这个梦有关的最初的原因是什么。有时来访者在叙述的过程中大脑会闪现一个画面，这时他会说到自己突然想到什么。总之，来访者的梦境、回忆、闪念、遐想等都会在这个过程中穿梭进行。这种秩序颠倒的方法就叫作颠倒蒙太奇。
- 隐喻蒙太奇。这种方法相对来说要难得多。因为隐喻是一种潜意识加工之后带有某种寓意的故事，你不能只听故事的表面含义，要听其背后的寓意，所以隐喻蒙太奇需要有一个隐喻的思维。

应该说，导演是最应该、最适合学习精神分析的人，因为他们很容易就能搞懂精神分析到底想要干什么。

了解了蒙太奇在精神分析中是如何操作和使用的之后，我们更要注重的是如何使用蒙太奇来治疗来访者。归根结底，精神分析的过程就是在听了来访者原本打乱了顺序的故事后，将其重新排序再还给来访者，让来访者的潜意识意识化。

有时，咨询师也需要运用蒙太奇将来访者的故事重新剪辑再组织，这样做不是为了让来访者的潜意识意识化，而是为了让来访者的故事材料产生新的含义，这种新的含义是对来访者创伤的重新组织、重新赋义，这是精神分析治疗的另一个重要手段。重新组织创伤本身就具有建构、叙事和疗愈的效果。

在给来访者做治疗时，创伤还是那个创伤，如何去组织创伤，如何让创伤重新建构就变得非常重要。

有时来访者无法完成自己的建构或者建构得不够好，这时，我们可以通过讨论、帮助、协助来访者完成建构，完成重新组织。这些过程有时只需要我们问一句话就可以实现。比如，我们问他："你能发现这个故事和那个故事之间有什么联系吗？"发现意义，来访者就能做到重新组织、重新建构。所以，有时我们要告诉来访者："一定有一种内在的联系在其中，你尝试着去看它。"这就是一种蒙太奇的方法。

在整个治疗过程中，我们不断地做这些事情，事实上最终目的只有三个：让来访者去发现意义、让来访者去发觉意义和协助来访者去建构意义。达到这三个目的之后，来访者就在自己固化的创伤中、不可能被改变的历史性事件中找到了继续往前走的动力和动机，而赋义的过程也就完成了。这不仅是对过去的赋义，也包括对现在和对未来的赋义。

核心概念 96：拉康的精神分析

传统的精神分析，比如弗洛伊德的俄狄浦斯、克莱恩的母婴关系、科胡特的自体心理学，都描述了一个人在不同发展时期的需要。其实，拉康流派的精神分析就包含了这三个框架（即俄狄浦斯情结、母婴关系的部分和自体的部分），只是他把这三个部分按照自己的方式重新进行了一个转换。

我们仍用前面讲述的那个比喻来理解。想象一个婴儿在出生之后要爬向人类社会化这个大门，在此过程中必须经历三个关卡。

第一个关卡是小 α 的欲望，意味着他要断绝来源于母亲的一切安慰、一切温暖和一切欲望。

第二个关卡是镜像自恋的欲望。拉康在科胡特研究的基础上进行了改编和升级。

第三个关卡是接受大他对他的阉割，而大他在这里相当于父亲对孩子的阉割。

由此，我们就完整地解决了传统精神分析主要要解决的三种关系：和母亲的关系、和镜像自我的关系，以及和大他父亲的关系。解决好这三种关系之后，人类就顺利地进入文明，也就是一个个体可以顺利步入社会化的进程中了。

拉康流派并不是简单的传统精神分析的 2.0 版本。它和传统精神分析最大的区别在于，传统精神分析主要的治疗目标是增强一个人的自我，而拉康流派认为增强自我是一条不归路，其方向是错误的，最终会带来一个人的自恋。

从传统精神分析到拉康精神分析流派，这中间还经历了比昂的精神分析阶段。比昂的精神分析已经开始提出要警惕传统精神分析模式，咨询师不可以去做分析，咨询师要有所节制，要尽量地让来访者自己做出解释。心理咨询师所要做的工作非常简单，那就是提供一个抱持性的养育环境，这个环境会促使来访者那些僵化的僵尸系统重新分解，分解到神思的阶段，分解到幻想的阶段，然后再重新组织、重新形成新的概念。比昂精神分析时期是传统精神分析和拉康新精神分析中间的一个过渡阶段。拉康特别反对像美式精神分析这样以增强人的自我为治疗目标的精神分析模式。所以，如果你没有学到拉康的精神分析阶段，那你很可能仅仅学到了秘籍的一半，最可能出现的结果就是学成了金庸小说里欧阳锋所修炼的蛤蟆功，而修习一半反而危害更大。

目前在我国的很多精神分析培训中，绝大多数的培训方法都是用来增强人的自我的。拉康为什么认为这种学习方法和治疗方法是错误的呢？原因就在于一个人的自我不断地增强最后很可能会带来社会适应性不良结果，最直接的结果就是自大式的自恋，并且会导致自我进入到一种癫狂的状态中。比如，一个人本来是自卑的，经过传统式的精神分析之后，他可能会由自卑跳转到自恋，看起来似乎好了，实际上这并不是真正意义上的治愈。

中国传统文化中的自我修行主张修行自己的自体，修行自己讲究的是让自己天人合一，让自己和宇宙合一，让自己和这个世界上的每一个人都产生一种联系，这种由自我所产生的和宇宙万物联在一起的方式并不会造成一个人自体的自大，它更讲究的是和万物之间联系的关系。比如，佛家所讲的修行，讲的是无我，即没有我。他们把一个人最终要修炼的利他主义精神作为治疗自己最终的目标。试想一下，一个人已经没有"我自己"这个主体存在，是不是就会没有烦恼了呢？这就是佛家修炼自我的一种方法。

当使用传统精神分析的方法给人做治疗时，或者在接受传统精神分析的学习和治疗过程中，你会发现经过治疗之后自己似乎感觉很好了，像自大和自恋等很多东西都会不断地涌现出来，但这些东西其实并不意味着自体在真正意义上变强大了，而是一个虚假自体通过治疗的过程被喂养出来了。很多咨询师在做咨询时，特别擅长通过移情的方式、通过喂养的方式、通过过度共情的方式滋养来访者的自体。如果治疗师的技术水平在中立和节制这两方面表现不足，那很可能会使来访者在治疗过程中越来越自恋、自大。所以拉康特别强调治疗要让来访者受挫，强调用阉割的方式来完成来访者的社会化。这就是传统精神分析和拉康流派精神分析最大的区别。

核心概念 97：喂养自我

在学习心理学的过程中，我们看到最多的就是一个人要修炼自我、提升自我、强化自我、增强自我，似乎治疗的目标就是不断地提升自我。

其实这是受到了美式精神分析的影响。被传到美国之后，精神分析就变成了一种自我心理学的精神分析模式，特别强调一个人去增强自我，这和美国文化有很大的关系。

为什么拉康认为这种治疗方法不可取呢？

首先，中国的传统佛教强调一个人最终要变成无我的状态。拉康流派在治疗时强调治疗师在大脑中要把自己分裂成两部分：一部分是治疗师自己，另一部分是治疗师的"他我"。"他我"会不断地审视自己进行中的咨询状态，目的是站在一个客观的角度来审视。弗洛伊德式的精神分析强调悬浮注意，强调的是要用第三只眼睛来观察这一切。而拉康强调，不仅要用第三只眼睛，还要用第三只耳朵来听正在发生的这一切。这样做的原因是，他们认为一个人的自我本质是不可信的。特别是拉康精神分析流派，其基本观点就是人是没有自我的。就像弗洛伊德式的精神分析最初认为人的潜意识控制了意识，所以并不相信人的意识。而拉康则是彻底不相信人的自我，认为人的自我是被"他我"所操纵的。他认为，我们每个人大脑里所储存的观念、思想、价值观，都来源于"他我"的欲望。

拉康认为是"他我"操纵了我们，所以并不主张去增强人的自我，反而主张让一个人去了解自己的"他我"，以及了解"他我"是如何在操纵自我、享乐自我的。拉康想让每个人都知道，我们的欲望来源于谁的欲望。

在治疗中，拉康强调一个人要获得主体资格，并且用言说的方式来说出自己的创伤，这就叫作治疗成功了。这算不算是拉康也在增强人的自我呢？其实是不一样的，这其中是有区别的。一个作为主体资格的人用自己的语言去说自己想说的话，这叫作言说。就相当于他以前经历过一些创伤，过去解释这些创伤的权力不在自己，而在于他者、别人。别人替你解释创伤，而你习得了这一切、记住了这一切，也认同了这一切。当你学会了别人说话的方式时，你就不会说出自己想说的话，你说出来的是语言。

因此，在精神分析治疗中，拉康流派强调的是我们要对来访者的语言和言语进行区分，并且鼓励来访者用自己的话去解释自己的创伤。能够用自己的语言去解释自己的生活，去赋义自己的生活和未来，这一切都要自己成为主体资格才能做到。

记住，拉康强调的是，当你使用言语的时候，看似你自己组织了这一切，赋义了这一切，重新解释了这一切，但是言语本身是一个社会化的东西，其背后有一个语法的规则，仍然属于人类文明对个体自然性阉割的过程。你只要是在用语言说话，就会无时无刻不受到人类文明的约束，无时无刻不受到他者对你的控制和操纵。只不过拉康的精神分析想告诉我们，即使我们获得了主体资格，说自己的话，去解释自己的创伤，去赋义自己的人生，但是我们用的语法规则也仍然是符合人类文明的社会规范的。这个大的人类文明的社会规范同样是一个大的"他我"。

他强调，每个人都是在社会规范的限制和约束下找到一个和社会相处最恰当的方式，这是拉康治疗最终的目标。这种治疗目标本质上相当于中国儒家提倡的社会秩序。

社会规范就相当于一个盘子，而一个人相当于盘子里的一个泥丸，这个泥丸在盘子里四处滚动。你是自由的，但是你不能滚出这个盘子的边界，滚出边界就是躁狂，就是处于精神病的状态，你就失去了社会适应性，或者获得了反社会的人格特质。

因此，无论是佛家所说的无我的状态，儒家所说的自我和社会规范适应的状态，还是拉康所说的自我用自己的语言说自己想说的话，都要符合社会的语法，都要按照社会的规范去行事。这些都告诉我们，自我喂养的限制条件就是你要增强社会适应性，而不是用一系列的所谓"爱"去不断地喂养和滋养自我，最终却让自己离开了社会现实对自己规范的要求，结果就像是一个人不断地去追求极端的自由，而自由最后变成了一个人的欲望，这种欲望就变成了贪吃症式的自由。这样的状态并不是心理治疗的最终目标。心理治疗所有流派的最终目标应该都是增强人的社会适应性。但现在很多学习心理学的人以及接受心理治疗的人，都是在不断地增强自我，却不强调人的社会适应性，这会带来更大的危害。

这些年，心理学在我国的发展势头迅猛，特别是最近十几年来的心理咨询师认证培训。很多人都拿到了心理咨询师的证书，又参加了后续的很多教育和学习。在这一过程中，也许很多人始终都没有意识到，整个学习的过程就是在不断地喂养自我的过程。你学得越多，越有可能是在喂养自我。四处求学最后的结果肯定是让自我变得更加膨胀和庞大。究其原因，从本质上讲，我们学习心理学的目标和参加一切社会修行、宗教修行的目标是一致的。这个目标最终的结果并不是增强自我，而是看到真相，获得解脱。

怎样才能获得解脱呢？首先我们要知道是什么东西在阻碍我们获得解脱。佛教认为，人们获得解脱的方式是无我。其实是自我阻碍了我们去了解自己的真相，自我是阻碍我们获得解脱的最大的障碍。众所周知，所有的创伤都是针对人的自我的。所有的控制和操纵也都是由自我发出的。因此，无论是解脱，还是获得最终的释怀，根本的方法都是让自我放下。让自我放下的方法一定不是盲目的四处修行或者学习，因为这样做的目标并不是放下自我，而是在增强自我。举个最简单的例子，我们经常可以看到，有的人总喜欢在手上戴一串佛珠或者手链，甚至脖子上也会戴上一串。如果是为了美观、好看，你戴一串无可厚非。如果是为了加持，你再戴一串也问题不大。不过，如果你看到一个人手上戴了无数串佛珠，脖子上戴无数串项链，那么就有过度加持的嫌疑了。这种过度的加持，就像一个人在过度地喂养自我一样，就像一个人从自卑突然转变为自大的经历一样，是一种不能得到解脱的标志，也是人自大和自恋的一个源泉。这就像很多做精神分析和心理咨询的咨询师一样，他们不断地给来访者提供滋养、提供抱持、提供容器，但是他们并没有实施中立、节制和阉割。最终的结果就是让来访者在咨询室里感觉好了，在咨询师的面前感觉自我增强了。在一个团体治疗的环境中，在很多人围着他的团体治疗的过程中，他感觉自己无比强大。这并不是真正地强大，而是塑造了一个虚假的自体。这种塑造的方法本身是不带有社会适应性的，所以塑造出的人当然也不具备社会适应性，因为他不是在现实的生活环境中，而是在实验室里培养出来的产品。

很多人参加心理学的学习培训，然后又进入佛学圈，又加入慈善圈……你会发现，他们不断参加各种组织、参加各种不同版本学习的过程，其实只是一种更加新型的喂养方式。他们通过心理咨询师证书、精神分析师证书、督导师证书以及更多其他的证书所获得的这些新身份也只是他们喂养自我的工具。他们的自我偏执增强了，自恋增强了，社会适应性降低了，最终也不会获得真正的快乐。这是因为他们的快乐取决于外在。

核心概念 98：缺失与想象

很多人学了很久的心理学和精神分析，但对精神分析整个框架的逻辑思路还不能完全理解。所以我将从阉割焦虑入手给大家讲一讲精神分析的缘起、缘灭的整个轮回过程。讲解这个概念的过程，也相当于为大家梳理一下精神分析从开始到最终的方向，给大家理清一个逻辑的线索和思路，以让大家通透地理解精神分析到底在干什么。

大家有没有注意到，在前面已经学习过的各个概念中，弗洛伊德几乎所有的理论最初假设的前提都和阉割有关。而拉康流派则认为这与缺失有关。不管是谁，最开始都觉得自己少了些什么。而男孩认为自己害怕被别人阉割，女孩认为自己天生就少了一点东西，则是阉割焦虑的整体含义。

无论是男人还是女人，男孩还是女孩，抑或是精神分析探讨的所有概念，都是由缺失开始的，包括大家后来听到的精神分析的发展流派，像客体关系流派，也是源于一种缺失。客体关系流派缺失的是什么呢？它们缺失的是母婴关系。最初弗洛伊德的经典精神分析所讲的缺失是，女孩缺失了阳具，男孩害怕自己缺失阳具。拉康流派的精神分析讲的是，我们在从一个自然人到一个社会人的过程中必然要失去一部分东西，失去我们的兽性，失去我们的野性。拉康将其称作失去了我们的阳具。因此，不管是男孩还是女孩，都要失去阳具。男孩失去阳具之后，实际上失去的是作为一个男人的菲勒斯，作为一个男人的话语权。最终这个话语权转化成了奋斗的力量，而这种力量就变成了他在社会生活中去上学、就业、成功、追求功名利禄等的动力，而这一切源于一种缺失，由缺失才产生了欲望。

其实所有的来访者来做咨询的时候都是处于一种缺失的状态，并且都是由于缺失而产生了过度补偿行为。这类似于阿德勒理论中的自卑与过度补偿之间的关系。这种过度的补偿产生了症状，所以非常有意思的是，来访者接受精神分析的目的是治疗他的症状，但是在精神分析的治疗过程中，咨询师要做的事情却是不断地再去诱发他的症状。这又是为什么呢？因为来访者本来已经因为缺失而产生了过度补偿。而过度补偿本身就是一个症状，就是他现在这种状态的原因。这可能是他的头疼、神经症，或其生活中的变异的行为（或者叫作异常的行为）。这些症状是由缺失所引起的过度补偿而产生的。在精神分析的治疗过程中，咨询师同样用一种节制的、阉割的、限制的方式对来访者进行第二次阉割，而这种阉割又诱发来访者重新回忆起自己最初的那个症状。在本书中，我们将这个最初的症状称作原初的压抑。而在原初的压抑之后，还会产生继发的过程。你也可以认为，咨询师对来访者进行治疗的过程，同样是一个继发的过程。这其中的逻辑就是来访者因最初的缺失而产生了一个过度的补偿，这个过度的补偿就使他产生了症状；咨询师在给他做咨询的时候，目的是诱发他最初的情感反应，所以，他会模拟一套阉割的方式。我们在咨询中通常是通过对来访者的设置、限制、中立、节制、不完全满足等类似技术，再次诱发来访者产生症状来实现这种阉割的。所以，精神分析的治疗过程反而又是一个引发症状的过程，来访者的症状会在咨询室里再次被引发。此时，来访者就能在我们的面前，告诉我们这件事情原初的样子。之后，来访者尝试去再次补偿自己，在这次补偿时，咨询师才有机会和来访者重新讨论补偿的方式，以及补偿的量的限度：怎样减少过度补偿所带来的欲望不能被填满的现象。

让自己的欲望变成一种需要。因为欲望是不可以被满足的，而需要是可以被满足的。重新调整自己用什么样的方式，最恰当地在生活中去满足自己未被满足的那些需要，这就是精神分析的过程。在这个过程中，咨询师也会给予来访者适度的满足，同时也包括适度的阉割。阉割焦虑始终都贯穿在咨询的过程中，我们要不断地诱发来访者产生阉割的焦虑，诱发来访者产生对自己缺失的恐惧，这其中既有适度的给予，也有适度的阉割，从而达到一种生活适应性的平衡，也让来访者在这一过程中找到一条出路。

小孩从一出生就缺失了子宫的环境，然后才有了比昂所说的母亲要用两周到一个月的时间，帮助小孩创造出一个模拟的子宫，帮助孩子完成他心理需要的过渡。我们从一出生就离开了母亲，我们赖以生存的子宫没有了；我们可以通过母亲的乳房吃奶，长大后断奶，乳房又没有了；刚开始我们和母亲睡在一张床上，再长大些就要分床了，母亲又缺失了；我们拥有了父亲，但是我们再长大些就要离开父亲，父亲又缺失了。我们不断地拥有、失去，再拥有、再失去，从一出生我们就是用失去的方式来到这个世界上。所以这句话特别重要：我们人类最初出生的过程就是一个失去的过程。因为我们最初就是一个失去的过程，所以我们一直都有一种非常强烈的对失去的恐惧感。这种对失去的恐惧最后又延伸到了对阉割的焦虑，所以阉割实际上是一种对失去的恐惧。阉割焦虑的背后实际上是我们对母婴关系的失去，我们对自己阴茎权力的失去。

在阉割焦虑产生和我们最初产生缺失症状中间还有一个过渡阶段，这个阶段被称作想象的机制。这是什么意思呢？我们在失去一个东西之后，会去想象那个东西在哪里或者它有多美好，然后我们就会对世界上的另一部分东西投注一个完美的想象，让它去承载我们对失去的那个东西的渴望。所以在想象机制的过程中，人们就产生了各种各样的对世间万物夸大的想象机制，这种夸大的想象机制就构成了症状。当想象机制构成症状时，过度补偿也就构成了症状。当然，想象机制有时构成症状，有时又升华了症状，症状升华之后可能就会产生艺术这样的东西。

精神症状源于失去！人类成长的过程就像是一个不断地寻找失去之物的过程。在寻找的过程中，我们始终都无法找到最初我们是从哪里来的，唯一的方法就是用一种想象物来代替我们失去的东西。在想象的过程中，我们产生了一种夸大、一种误认或者误会。在这个误会的过程中，我们离开了事物的真相，失去了现实检验性，产生了人世间所有的偏见。

因此，阉割焦虑本质上是人类始终处于缺失的链条中，在缺失链条中，我们必须寻找一个替代物。我们用想象机制对这个替代物进行夸大，并在夸大的过程中产生了症状。因为我们要夸大，所以要去过度地补偿，这就是精神分析的逻辑思路。

精神分析逻辑思路的三个重要环节是：（1）缺失，指的是人类的缺失，个人命运的缺失；（2）想象，找一个替代物去想象，夸大的想象构成了症状；（3）过度补偿，即行为上的过度补偿，进而构成了人的精神的变态性，也包括人类文明各个种族相互之间的过度补偿。无论是对于个人还是对于整个文明，这都是精神分析的整个逻辑思路。

核心概念 99：文明缺失的过度补偿

前面我们说人类的整个文明，包括来访者的整个症状，都是建立在缺失和阉割焦虑的基础上的。为了更好地理解这一点，大家可以去了解一下《蝴蝶君》这部电影。

这部电影讲述的就是由于缺失所引起的想象，由想象所引起的过度补偿，从而产生了这么一个非常奇葩的故事和历史的事实。

在这其中缺失的是什么呢？缺失的就是东西方人之间都觉得对对方而言，自己是缺失的。

20 世纪 80 年代中期，电影《蝴蝶君》的编剧在创作剧本时，专门去访问了这位法国外交官，问他："你怎么搞不清楚他是男是女呢？"这个外交官说："我以为我找到一支东方玫瑰。"意思是，东方人在西方人的眼中是神秘的，东方人具备的那种特质又是西方人缺失的。西方人也认为，他们一出生就缺失了一部分东方文明才有的那种东西，这种东西就是东方文明所特有的神秘、羞涩以及所有和西方文明完全相异的成分。这些成分使得西方人对我们充满着想象。他们认为他们缺失了这一切，所以，他们向往这一切。他们放大了对这一切的想象，在想象这一切的过程中就产生了一种过度的补偿。

整个事件的背后都反映出西方人对东方人的过度的想象机制。

这种过度的想象其实已经持续几个世纪了，从马可·波罗时期开始，就有人不断给西方人描绘东方这片神秘土地上美好的一切。所以，从那时起，西方人始终都对东方的美好有着各种想象，想要获得和补偿他们的缺失。在精神世界里，他们认为他们少了这块东西，所以想补偿它。一方面，在历史的早期阶段，他们夸大地想象东方文明的美好，产生非常多的对东方文明的向往；另一方面，他们又产生了过度补偿的需要，这种需要推动了整个西方历史的发展。由于对东方文明的过度好奇、想象，西方人产生了想探索东方大陆的欲望，在探索的过程中，其中一种补偿自己缺失的方法就是占有，也就是用侵略的方式占有一切他们没有的、缺失的东西，这也是一种过度的补偿。

这种补偿在历史上很常见。例如，西方人发动鸦片战争就是因为中国的瓷器大量销售到西方。那时，我国处于贸易顺差，净流入白银，所以，西方人想过度地补偿缺失的那一切。当补偿到另一个极端时，他们就会产生以侵略的方式补偿的想法。所以，无论是最初的好奇、想象、夸大，还是最后以侵略的方式占有，都源于对东方这片土地的过度想象。这种过度想象如同日本在中国两三千年的学习、取经，直到对这片土地产生占有欲望的过程，二者如出一辙。这一切的精神机制就如同一名来访者在生活中失去某些东西之后，由于缺失而产生的想象。这种想象对于来访者而言，一定是夸大的，夸大之后他还要采用过度的方式补偿自己的需要。这种过度的补偿构成了他生活中的特异行为，构成了他的症状，构成了他的阉割焦虑的本质，这就如同《蝴蝶君》的故事一样。

同样的逻辑，在历史上西方人眼中的东方最初是神秘的，而且东方人变化莫测，有女性化的阴柔特质。后来在占有东方之后，他们把东方形容成另一种状态：野蛮、堕落。无论是最初的自然、神秘、过度夸大的理想，还是后来的野蛮、堕落，都代表着西方人从最初对东方文明的向往和过度想象，到占有之后想象的、替代性的梦破灭了，他们又产生了一种绝望，之后又把这种绝望投射给了东方。于是，在他们眼中，东方文明又代表着野蛮、落后、堕落等另一极的象征物。

其实，每一种文明或者每一个人都会有自己缺失的东西，都会对另一个民族或另一种生活产生好奇和夸大般的想象，继而对别人产生过度补偿的需要，这就是精神分析的逻辑。

理解了这种逻辑之后，我们就会看到西方的主流思想实际上变成了用两种方式来描述东方的行为和言说。这两种行为和言说是两个极端：一个极端是充满着神秘、想象、好奇、夸大的状态；另一个极端是在过度地投注想象破灭之后，他们就会把一切负面词汇全部赋予东方。

其实，这两种极端的看法都不是东方文明的真相。就如同西方人对东方文明的想象失去了现实检验性一样，东方人对西方文明是不是也有一个同样的过程呢？这个问题留给人家仔细思考一下。

作为东方人，我们对西方文明产生了一种想象，而这种想象是源于我们的缺失。我们缺失了什么呢？我们刚好缺失了近代资本主义快速发展的工业革命，因此我们就产生了对西方文明一种夸大的想象，而由这种夸大的想象继而产生了一种过度补偿的需要。

这种过度补偿从民国时期开始一直持续了很多年。我国的医生几千年来一直被尊称为郎中、大夫，但由于西医的引进，我们就被西医称作中医。这便是一个被西方命名的例子。鸦片战争之后，我们发现了自己的落后，产生了一种缺失，便开始对西方文明投注极大的想象，开始把西方所有的东西都引进来，试图对我们的文明进行一次彻底的改造。在这个过程中，我们产生了过度的补偿，甚至在民国时期，有些精英在由西医所做的手术失败后都不敢指出西医的任何错误。他们害怕一旦说出西方的不好，就可能带来不再学习西方的坏影响。

由于我们没有赶上工业革命这趟车，因此，这些年我们一直在拼命地追赶，这或多或少都反映出我们的阉割焦虑——被文明阉割的焦虑。甚至有些人不加思索、不加判断地套用西方书籍中的言辞，妄图用西方人的标准来作为我们的行动指南。

核心概念100：缺失与阉割焦虑

　　精神分析的整个逻辑思路是建立在阉割、缺失、焦虑的基础上的。大家不要简单、狭义地理解阉割焦虑。前面讲的"阉割"一词是从狭义的角度理解的。从广义的角度理解，阉割焦虑不仅仅是阉割阳具，也包括阉割子宫，阉割乳房，阉割出神的伊甸园。这都是人类缺失的一种阉割焦虑。

　　再回到一个精神分析的案例中，一名来访者最初也是源于一种缺失。因为缺失，他产生了一种对别人生活的过度想象，有时甚至会产生一种对自己过度贬低的想象。这种想象就导致了他的行为中出现过度的补偿，最终导致他不得不来到咨询室，接受一次长程的精神分析。在长程精神分析的过程中，他开始述说早年的缺失，开始述说对别人和自己生活的过度的、夸张的想象。然后，他的行为产生了过度的补偿。在咨询中，我们很容易发现，他用了很多别人在用的术语来形容自己。

　　我们做精神分析的目的就是要让来访者忘记别人对他说的那些语言，重新产生一套自己对自己问题的言说。只有当语言变成言说时，来访者才能对自己的创伤和缺失产生一种新的定义，即来访者要拥有话语权，来重新叙述自己的经历，叙述并重新组织自己的人生剧本。重新审视过去从别人那里得到的负面的、错误的对自己的形容，以及对自己人生经历错误的解释，从而对自己的创伤产生新的解释和新的赋义。在这个过程中，需要咨询师充当一个抱持的容器去协助来访者完成这个过程，有时我们甚至还需要和来访者进行讨论和建构。这个过程是来访者成长的过程。换作一个国家的成长过程，道理是相同的。鸦片战争之后，我们需要的是一个自己对自己创伤历史的言说。对于这一百年来我们遭受的屈辱历史所带来的创伤，需要我们用中国人自己的身份来产生言说，而不是接受西方人对我们的语言的描述。我们要把西方对我们的语言描述变成自己对自己的语言言说，重新书写、重新赋义、重新解释这些年的创伤历史。重新解释之后，我们还需要理解自己对西方文明的一种过度想象，以避免产生对西方文明的一个误认和失去对西方文明的现实检验性。这种想象导致我们对西方文明过度的补偿。

中华民族也相当于一个跌倒的、被别人打倒的孩子，今天来到这里做精神分析，她需要重新站起来，自己去解释自己的创伤，并对自己的创伤进行重新赋义，既要发现自己过去对别人想象的误认，也要理解自己近百年来由于对别人的过度想象而产生的过度补偿。她必须重新建立起自己的主体资格，重新言说自己的过去，言说自己的现在，并对自己关于"我是谁"这句话产生新的定义。因为过去的定义在近百年的屈辱史中被别人推翻，所以现在需要重新定义。

重新定义的主体资格必须是我们自己，不能借用西方的语言，不能使用别人对我们的形容，而应该是我们自己重新发现自己。那么，我们如何重新发现自己呢？我们需要发现我们的历史，发现我们的传统，发现我们的文明，继而发现我们在缺失之后如何进行恰当的学习，而不是过度的补偿，更不是一种过度的对西方文明的想象，这些都不利于我们的学习，不利于我们的成长，也不利于我们自己主体资格的建立。

因此，作为中国人，我们是谁，我们的国民性格是什么样的，必须由我们作为主体资格，用我们东方人，用我们中国人自己的思想、自己的语言体系、自己的文明理论来做出解释，而不是用西方的语言来描述自己，更不是用西方语言体系里某一小部分概念来形容整个中华民族的文明历史，我们需要对这些保持警惕。这些很明显都是文明进程中的阉割焦虑所产生的过度性补偿。

切记：不可迷信而忘记了真相，产生夸大的想象；不要过度地失去自我，过度地认同他人。这一点，无论是对于个案的治疗，还是对于文明的学习，都是需要我们谨记的一个原则。

最后，我要强调的是，对于人的精神成长而言，缺失是永恒的，不要用想象机制过度地幻想，也不要因被阉割恐惧而产生过度的补偿，要在恰当的补偿的同时，承认和接受不断地失去。对于文明而言，不在于谁比谁缺失了什么，即使我们比别人少了什么，也并不是因为我们被阉割了，而在于文明形态需要多样性。对于人格成长而言，同样如此。